原水文化

ICU重症醫療現場 2
用生命拚的生命

奇美醫學中心
加護醫學部主治醫師
陳志金 ◎著

治療不光是為了躺著的病人，
同時為了可能會遺憾一輩子的家屬。
即使只有一線生機，
我也願意和他們一起拚一拚。

CONTENTS

ICU 重症醫療現場 2
用生命
拚的生命

CONTENTS

ICU 重症醫療現場 2
用生命
拚的生命

翻到最後
金溫暖
祝福萬用卡
見不到你，還是要把溫暖傳給你

CONTENTS

瘟疫瀰漫時
他總是安定人心

楊斯棓
醫師、《人生路引》作者

臺灣一年出版品近四萬冊，說實在，能寫一本書的人不少，若把標準提升到「賣完首刷」，只有十分之一作者達標。

而能再刷的作者當中，不少人仍排斥宣傳，包括上電臺受訪、開臉書直播、邀來賓對談，或在臉書上發文、談自己的作品，這類作者似乎只希望出版社多幫他辦幾場活動，希望書店根據他書籍的調性打造一個專屬的情境角落。

陳志金醫師迥異於上述作者，他上電臺侃侃而談，他揪好友鳥博士詹皓凱醫師直播談彼此作品，他用各種哏在粉專上帶出他的書，他熱情的分享各路讀友的回饋。

我曾讀過一位畢業自臺大醫學系的醫師分享自己七年沒讀書，成績勉強維繫到畢業，退伍後去申請內科住院醫師，不諳病歷報告，被考官丟文件夾趕出去。

陳醫師是另外一種典型。

如果你細究過十八歲的陳志金，你就知道他當時在馬來西亞的大考成績不遜年輕時的李光耀。進入臺大醫學系的陳志金，還拿過書卷獎，「前5％拿過三次，七年總成績前7％畢業」。內行人就知道那有多不容易。

金剛手段，菩薩心腸的史書華醫師逢魔殺魔，陳志金醫師則是「千處祈求千處應，苦海常作渡人舟」，他們兩位以不同的風格，愛著臺灣，護著臺灣。

陳醫師總是兼具溫度與高度的回應看似喝茫「ㄎㄧㄤ」掉的留言者。

他的「安太座」一說，媒體轉載，紅遍全臺。

有臉友不喜他的言論，嗆聲：「不找你看病」，他溫情的喊話，希望沒有人會在加護病房和他相遇。這是一種「但願世間人無病，何愁架上藥生塵」的胸懷。上述威脅不但愚蠢，而

且無效。面對無效又愚蠢的威脅，人們往往會很輕易地用譏諷來回擊，陳志金醫師的身影，再度幫我們上了一課。

他比一般作者忙碌許多，他是加護病房的主治醫師，全天候的蝙蝠俠。加護病房的陳醫師，總是有幾十位病人跟家屬需要他醫治及溝通，而粉專的陳醫師，一則發文往往療癒數萬到數十萬人心。

陳志金醫師的第一本書，直逼二十刷。猶記得醫界前輩林靜芸在陳醫師第一本書九刷之際，於其臉書留言：「好厲害。醫師出書很少超過五千本。你是年度冠軍了。」

眾生（包含微生物）的貪嗔痴，陳醫師氣定神閒，溫情喊話，適時出手。本書既是劍，又是盾，絕對再掀書市風雲！

讓所有人在關係裡
都是贏家

溫美玉
全臺最大教學社群「溫老師備課 party」創始人

很多朋友是因為醫療專業而認識陳醫師，我也不例外。在讀完陳醫師的第一本書《ICU 重症醫療現場：熱血暖醫陳志金，勇敢而發真心話》後，身為老師的我更感興趣的是，每天與死神最接近的 ICU 醫師，如何處理個人及周遭緊繃的情緒壓力？另外，面對總是緊急的環境，與時間賽跑的重症醫師，又該如何讓分秒的決策更精準？

當時，我就鼓起勇氣訊息陳醫師，詢問能否與他對談，讓「溫老師備課 party」裡的老師、家長向他學習？他很疑惑，不是老師的他能聊什麼？

其實，從 ICU 重症病房中，我們看見陳醫師不斷從病患及家屬的回饋中，修正自己的應對姿態，以及對人的同理與慈悲，加上百忙中不吝記錄分享，這些經驗不僅對醫學界彌足珍貴，對所有人亦是價值非凡。

很高興陳醫師將更多案例，轉化成《ICU重症醫療現場2》。書中不僅把應用心理學、輔導諮商實務、社會人文學，專業的醫學亦深入淺出精彩演繹，而且，還運用大量對話，將讀者瞬間帶入現場。比起艱澀的心理學叢書，這本書太有溫度、太有臨場感了，這是現代人都能馬上應用的。

走進那個可能兵戎相見的醫病衝突現場，然後看著陳醫師運用他獨特的人生智慧，例如「不要低估未知世界的力量，尤其當病人跟家屬都深信不疑時。」四兩撥千金的化解僵局。我戲稱這是獨有的「陳氏醫病溝通智慧學」，每一則故事最後的「I see U 金句」都是滿滿的智慧。

我在訪談陳醫師時，極度好奇他「共情」、「同理」的高情商人際溝通能力，到底如何練就而來？一觸即發的緊張氛圍，眾人真能高高舉起、輕輕放下？

可惜礙於時間，當時無法一次說清楚。多虧陳醫師的第二本書《ICU重症醫療現場2》的出版，讓我們可以一窺究竟，慢慢學習。

雖然老師在教室裡，處理的是看似單純的學生問題，但，當過老師就知道，要頭痛的可能是孩子背後的家長啊！怎麼讓親、師、生在關係中三贏？就如同陳醫師書中的真實故事，再厲害的醫生，如果沒有高情商也是枉然。這就是我為什麼想把這本書推薦給老師、家長的理由，不僅因為感人實用，借鏡陳醫師的經驗與智慧，還能立即應用到家庭及教育現場，讓所有人在關係裡都是贏家。

高空走鋼索的險境
救病人也救家屬

詹皓凱（Dr.Bird）
泌尿專科醫師、漫畫家

　　阿金醫師是一位真性情的醫師。在他的臉書〈ICU 醫生陳志金〉裡，經常可以看到他勇敢發言、力駁不實的醫療傳聞，或為被欺負被誤解的醫護人員發聲，有時卻也幽默搞笑、博君一粲。

　　但如果你讀過他寫的 ICU 醫病對話小故事，將能體會到在他仗義執言的個性下，有著一顆暖心。

　　ICU，對一般人來說，是一個「氣氛森嚴」的地方。如果有親友住進了加護病房，家屬無不心裡七上八下、忐忑不安。對一般民眾而言，醫療知識艱澀難懂，加上被隔離在外，一天只有短短幾個時段可以探視親人，這樣的狀況很容易在溝通上產生醫病之間的對立。

　　既然如此，阿金醫師又怎麼能夠把「ICU」轉化為「I See You」呢？因為他知道，唯有深入了解家屬情緒背後的不安和

期待，才能讓病人與家屬感受到，醫護人員與他們會站在同一陣線。

這本書裡的每一個故事都展現了阿金醫師的高度同理心。像是他會把乩童當成夥伴，還會應家屬要求「開照會單給神明」、「寫平安符」，甚至會主動詢問「要不要擲筊問看看」。阿金照顧病人的背後，做了更多「救病人也要救家屬」的事。

在 ICU 裡，每位病人都非常脆弱，大部分病況有如「高空走鋼索」，險象環生，很多時候都只有「一線」希望。我本身剛經歷過骨髓移植的重症治療，也經驗了數次危急狀況，對於 ICU 裡的醫療人員面臨的巨大壓力，有著非常深刻的體認。

而阿金醫師在這麼高壓的環境下，除了秉持專業照顧患者外，還不遺餘力用最真實的文字描述重症醫療現場的故事，推動良好的「醫病溝通」模式，這份為了社會大眾好的用心，值得肯定。

　　如果你讀過阿金醫師的第一本書《ICU 重症醫療現場》，那你自然不會錯過這一本，如果你還沒讀過，那這一本更是值得你擁有。相信我，看完這本之後，你還是會去找第一本書來讀的。鳥博士誠心推薦這本值得細讀的好書。

即使生命不能圓滿
至少過程能圓融

吳淋禎
護理師、TED x Taipei 講者

「醫界國民老公」阿金醫師又出書了！

說他是「醫界國民老公」一點也不為過，每每在他的臉書看到他對「太座」的好、各種安太座的方法（尤其是「按讚換現金」的這個活動，不知道讓多少夫妻因此失和啊，哈哈），我想，應該有很多的女性都把阿金醫師做為好老公的標準吧！

說他「又」出書了，雖然不奇怪，卻讓我很驚訝。畢竟他身為「重症加護病房醫師」，是每分每秒都在跟死神搏鬥的工作，壓力之大難以想像，沒想到第一本書裡每一個故事的餘韻都還在，他竟然這麼快又出書了。想了又想，原因應該有三個：

第一，是他太熱愛工作。即使在 ICU 的環境下，是如此的高壓、急迫、充滿不確定性與危機，他卻能在每一次的工作中發現不同以往的收穫。對他來說，這些都是一種挑戰、一種啟發，一種學到跟得到。

　　第二，是他太熱愛生命。我想在他眼中並沒有「病人」這兩個字，而是有血有肉、有溫度有故事的「生命」，因此他除了用專業去搶救外，更在乎每一個生命應該有的尊重、尊嚴，甚至是每一個生命周邊的人事物，他都很細膩的去覺察、去照護，去圓滿一切。

　　第三，是他太熱愛分享。在阿金醫師的筆尖之下，每一個生命的故事，都讓我們看見生命的不一樣意義。他樂意分享他的學到和得到，對於閱讀文字的我們來說，又是另一種層面、有笑有淚的學到跟得到。

　　如果您願意翻開這本書，接下來將會在故事中看到，阿金醫師如何用智慧化解家屬的糾結和爭執，並巧妙的在醫、護、病之間穿針引線、創造三贏。幽默的發想往往讓醫、護、病都得到救贖，然後，您會發現在生命不能圓滿的當下，至少每個過程都能圓融。

　　除了漂亮的護理師老婆和帥氣的兒子之外，即使我們一直稱呼他為「醫界國民老公」，還是無法擁有他。還好，我們可以擁有阿金醫師的書，可以在他的書裡享受阿金醫師的溫度和看見每一個生命的熱度。

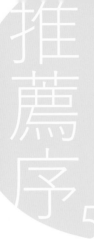

用盡各種方法彌補
醫病間資訊落差

曾毓林
馬來西亞星洲日報副執行總編輯

隔著一片南海，我在 2020 年認識陳志金醫師。雖然還不是「為時已晚」，但確實是「相逢恨晚」。

我彷如發現新大陸般，向報館同事談起了這號人物，沒想到反而被譏笑孤陋寡聞。同事說「他早是臺灣醫學界的網紅了。」我說，他的臉書有近 2 萬人在追縱。同事再度糾正我「那只是他的個人帳號，另外有一個〈ICU 醫生陳志金〉的粉絲專頁，有超過 26 萬的粉絲，比很多港臺明星還要紅。」

所以被譏孤陋寡聞，我也只好認了，從此之後，我便成了志金兄的小粉絲。追蹤一段時間後，我又有一個「驚人發現」——原來這位在臺灣醫學界大放異彩的網紅，竟是馬來西亞人，來自小地方萬撓（Rawang）。

突然就有了百般滋味在心頭。讚嘆，是因為大馬人才在國外發光放熱，為大馬爭光。惋惜，是因為大馬政府不懂留住人才。由於大馬種族政策等因素，許多人才外流，不過，只要是

鑽石，放在哪裡都依然耀眼。

即便不是志金兄照顧過的病人或家屬，縱然只是粉絲頁的追蹤者，也是十分幸運的。單從他在臉書上各種直言不諱的論述和精彩的文字，都能讓讀者既拓寬視野，又深受啟發，是典型的優質臉書。

他也以醫生的身份針對許多醫療政策提出專業觀點——換成在馬來西亞，斗膽直陳醫療政策的醫務人員，恐怕都會命途多舛。我因在報社負責副刊與醫藥版，多麼渴望遇到敢對國家和醫療政策說真話或提出關鍵意見的醫師，不免幻想著，如果志金兄也在馬來西亞，那會是多麼過癮的事。

爾後承蒙志金兄厚愛，允許報紙副刊刊登其大作，來往溝通後，我們稍微熟絡些，越是了解志金兄的背景，越是直覺他真的是「大馬之光」。他的小學和中學教育在馬來西亞完成，18 歲考上臺灣大學醫學系，就隻身到國外求學。大學期間自掙

生活費與學費，在在展現了馬來西亞華人的刻苦精神。

　　馬來西亞語中有一個詞「Berdikari」，大馬人將其詮譯為「berdiri atas kaki sendiri」，意即「站在自己的腳上」，就是「自立」的意思。這個馬來詞句的精神，由志金兄體現了出來。

　　志金兄紮根臺灣 30 餘年，經歷過 921 大地震、SARS 期間第一線醫療現場，花時間在推動醫病溝通、團隊互信，並盡力為病患家屬彌補資訊落差，凡此種種，都是仁醫在做的事。

　　我知道，他還心繫著馬來西亞的家人，也關心著馬來西亞和新加坡的醫療。在馬新新冠病情仍未受控之際，他在臉書上引述資料，提出不少值得參考的意見，我閱讀時都分外感動。他是一個人在國外，依然關心家鄉的大馬之子。

　　馬來西亞政府錯過他，但馬來西亞人可不能錯過他──慶幸現代有臉書，讓遠在馬來西亞的人可以追蹤志金兄。

他的文字功力不遜於名作家，他的醫療現場故事比電影情節還精彩動人。此外，他有如文案大師的比擬手法，名句總是能信手拈來，像是「救病患，也要救家屬」的精神、暗諷濫用資源者的「慘後憂鬱症」等，嗆辣之餘，也令人拍案叫絕。

志金兄出版的第一本書《ICU 重症醫療現場》累印近 20 刷，如今乘勝追擊《ICU 重症醫療現場 2》，相信讓很多作家為之羨慕，也讓很多讀者為之期待。

縱觀在多個平臺上的陳志金醫生，不管在哪裡、身處在哪個領域，都是一個厲害角色，光芒四射 —— 陳志金，不只是「金」，其價值直逼一顆鑽石，宛如嵌在冠冕上的那顆鑽石。馬來西亞為此也沾了光。祝新書暢銷長紅。

善良、正向、溫暖
是我的選擇，也能是你的

陳志金

「有人在臉書留言、幫你貼標籤、虧你太閒、不務正業，還質疑擔任分秒必爭的 ICU 醫師，怎麼會有那麼多時間在臉書寫文章，甚至還呼籲大家不要去找你看病。聽到這些，你怎麼都不會生氣？」

為什麼再忙依然要寫書、寫臉書？

很多人都這樣問過我。首先，這樣留言的人，恐怕是不知道「ICU」是什麼地方，當然不會知道「來找我看病」通常都是生死一瞬間的事。「ICU 醫師」指的是重症醫師，在加護病房（ICU）裡帶領著醫療團隊和死神搏鬥、搶救生命的醫師。

我出版第一本書《ICU 重症醫療現場》時，是刻意請出版社要在書名保留「ICU」這三個英文字母，就是希望一般民眾能夠更了解這個單位，知道 ICU 和急診室是不一樣的，不要再搞混了。也因為 2020 年、2021 年，全球嚴峻的新冠肺炎疫情，民眾開始對 ICU 有了認識。

『你不會想要來 ICU 給我看的。』

通常我只會這樣回覆那些留言的人。

除了要知道 ICU 是個什麼樣的單位，我也期待民眾能夠了解，在 ICU 裡工作的「鬼門關前的守門員」，是如何 24 小時不間斷、經由良好的團隊合作、竭盡心力的守護著每一個生命。可惜的是，即便醫護團隊再怎麼努力，仍無法盡如人意。當死神無情降臨時，我們也學習謙卑與放下，然後再學習轉念。面對無法救治的病人，我們可以救家屬，減少他們的內疚與自責。

在兩道金屬門的後面，ICU 並不只有冷冰冰的儀器，我們試著讓每一位進入 ICU 的病人和家屬，都能感受到溫暖。讓家屬知道，醫病雙方是夥伴關係，我們的共同敵人是疾病與無常，並不是彼此。唯有彼此的信任，才能共同度過難關。

我試著把擔任 ICU 主治醫師這些年來的經歷、學習與轉變，透過一場又一場的講座和大家分享，但後來發現這樣的方式，速度太慢了、層面太狹隘了。所以，才會想要透過零碎的時間經營社群平臺，然後再把文章集結成冊，讓這些溫暖的故事、這些正向的理念，傳遞給更多的人。

第一本書《ICU 重症醫療現場》出版後，能夠有近 20 刷的成績，是大家的支持，也是我自己很努力「打書」的結果。誠如楊斯棓醫師說的，我毫不避諱的宣傳自己的書。是的，因為我不覺得自己是在賣一件商品，而是在宣傳一個理念，就像在傳教一樣。

有不少企業負責人，因為被書中內容感動，買了上百本，送給員工和客戶。也有醫院主管、學校老師，因為認同書中的理念，不僅團購這本書，還邀我去演講，我都盡可能抽空安排。

意想不到的讀者與跨「界」交流

出乎我意料之外的是，本來設定我的書是要稍微資深（有點年紀）的人才有興趣，出版後才發現有「年輕讀者」族群，不少高中生還是以《ICU 重症醫療現場》這本書去參加「全國高中閱讀心得寫作比賽」而得獎的。更有幾位媽媽和我分享，她們就讀小四、小五的孩子，竟然也看得津津有味。為此，我還特別安排了幾個場次到高中校園分享。

最難得的是，我所分享的故事、所傳遞的理念竟然可以跨「界」通用，在溫美玉老師的直播中激盪火花。原來，醫療界和教育界所遇到的「溝通」與「關係」的瓶頸，竟然如出一轍，「解法」也很類似，我因此特別邀請她來為我的第二本書寫序，期待未來能夠和老師們有更多的交流。

唯有當過病人，才更能體會病人的無助與需要。同樣身為這本書專文推薦人的怪醫鳥博士詹皓凱醫師，過去就曾把自身進行骨髓移植的經歷書寫成書，他寫的書除了要給民眾看，也希望更多醫療人員能夠看到，並站在病人的角度去思考。雖然，我不知道同理心是否與生俱來、能不能經由後天學習而獲得，但我相信，透過這樣的易位思考是可以被誘發出來的。

　　雖然「同理心」看似已經被汙名化，甚至被視為「情感勒索」的藉口，不過，我仍是以正向的角度來看待：同理心，不是單方向的情感付出，而是「醫病溝通」的「第三隻眼睛」。先能夠感受到別人的痛，才能站在別人的角度去思考，也才能找出解決問題的方法。

　　每每收到讀者私訊（尤其常常在半夜收到），說我的書是如何帶他走出傷痛、解開心中多年的結、化解自己的內疚與自責，我就覺得非常感動。在加護病房裡，遇到有需要的家屬，我都會送他們書，因為他們的感受最深刻，最能認同書中的理念，也最能夠協助傳遞這樣的理念。

　　因為臉書的無遠弗屆，讓我結識馬來西亞最大報《星洲日報》的曾毓林副執行總編輯。那陣子，馬來西亞新冠疫情嚴峻，每日有數百人因染疫而死亡。曾總編輯注意到有大量民眾必須面對親人突然離世的衝擊，因而希望藉此時機推廣「生命教育」。他舉辦系列講座，邀請我在線上分享我在 ICU 重症醫療現場、面臨生死的觀察，及如何協助家屬放下與轉念的建議。

　　藉由這系列的講座，我有機會與大學心理輔導系老師、殯葬業者、媒體人等，一起談生死，這是一個很好的跨國交流，也是跨界交流。或許，我在加護病房的經驗與學習，可以應用在更多不同的領域。

練習把每一件事都賦予正面的意義

　　每個家庭都有每個家庭的困難，每個抉擇都是不容易的，醫護人員要做的，是完整向家屬分析利弊，再尊重和支持家屬的決定。很多決定並沒有對錯，只是家屬依病人所在乎的事、價值觀、喜好，為病人做出一個將來比較不會後悔的選擇。在加護病房裡，更要學著不要將自己的價值觀，強加在每個家庭、每位病人身上，也不要因為他們做出的選擇不如預期，而無意間造成他們的內疚與自責。

　　剛開始在 ICU 工作時，我也一度在家庭與工作之間失去平衡。寫文章的過程，讓我有機會去回想，在我選擇當一位重症醫師的早期，我的太太和孩子，是如何面對我調適工作的情緒波動，而必須承受的壓力。後來，因為我開始學習「團隊合作、醫病溝通、正向轉念」，我個人才逐漸的改變，而他們也同時獲得解救。

　　我要特別感謝太太這一路走來的包容，讓我可以無後顧之憂的繼續選擇留在 ICU，在第二本書裡，我寫了幾篇和她有關的故事，也算是交代一下，我為什麼會在 2021 年初、農曆春節的時候，在臉書上發起「安太座」這個活動。此書也挑選在太太生日這天出版，獻給我心愛的「金太座」。

　　另一個更「眼見為憑」的轉變就是，我終於減重成功，而且還維持超過兩年了。起初，是為了要拍第一本書的封面照而下定

決心，但是當時減得不夠多，多少還是得修圖。卻也因為有修圖，讓我告訴自己要更認真的減重，這樣在簽書會現身的時候，讀者才不會覺得本人與照片不符，我把這個方法稱為「修圖減重法」。

時隔近兩年，在拍攝第二本書的封面照時，我又比之前少了五公斤，我想，幾乎是不用修圖了。我是很希望可以出第三本書，那樣我大概就能減到我理想中的體重了。

我試著把每一件自己想做的事，都賦予正面的意義，這樣在進行的過程，才會更快樂。無論是在臉書上評論醫療時事、分享感動故事、出書、演講或減重。這是我多年在 ICU 重症醫療現場，面對無數次生死，所學會的事，我樂於和每一位讀者分享。

無論你在什麼位子，我們都是一樣的，都可以選擇當一個「善良、正向、溫暖」的人。這本書的每一位推薦人（特別是吳淋禎護理長），都是第一本書出版後串起的緣分，我與正在翻閱書籍的你的緣分，不論是從這本書開始，或是從更早就開始，都期待能夠串起更多的緣分，讓更多有著相同理念的人，帶動一股善良、正向、溫暖的風向，啟動一個善的循環，並延續下去。

救病人也要救家屬
從感同身受變深刻體悟

林小鈴
城邦原水文化總編輯

這不算是一篇推薦序，而是出自病人家屬的讀後有感，也是出版者發心要更重視 ICU 重症醫學與臨終關懷等主題的宣言 ......。

時間回到這本書出版日的 35 天前，我以出版者及一般讀者的雙重身分得以先睹為快，點開責編幫阿金醫師整理好的書稿，一讀下去，欲罷不能，還即時發訊息回饋給阿金醫師：「明明許多文章在臉書似曾相見，怎麼讀來依然如此發人深省！」

時間回到這本書出版日的 23 天前，再一次看到這本書，是美編排版後、校對中的檔案，第一個故事〈我們擲筊問看看？病人認可的善終同意書〉一開頭描述的病況：

「病人 OHCA（到院前心跳停止），CPR（心肺復甦術）30 分鐘。」
『腦幹反射呢？』
「瞳孔對光無反應、沒有咳嗽反射、不能自行呼吸。」

萬萬沒料到，這篇文章裡的媽媽，竟然複製貼上，成了我住在南部的媽媽，而我成了病人家屬。

坐上最快能抵達臺南的高鐵，慌亂無助的我，一想到媽媽正在加護病房就很不安，又想著身為 ICU 重症醫師的阿金醫師、身為良

醫益友的他，或許能安我的心，於是我鼓起勇氣傳了訊息：

「阿金醫師早，一早接到南部家人電話，說媽媽凌晨三點半突然胸口不適、喘不過氣（半年前因跌倒、髖關節開刀，檢查心肺功能才意外得知她有心臟衰竭狀況，之後有掛心臟科看病吃藥控制，並定期追蹤回診），叫救護車送較近的○○醫院，但從家裡前往醫院的途中就停止心跳了，急救三次無效，剛剛大哥去簽署 DNR。我正搭高鐵趕下去，可是醫院 ICU 跟哥哥說，北部下去的親人得有 3 天前 PCR 陰性證明才能進 ICU。我心急如焚，好難過啊。」

還未能留意到阿金醫師是否已讀，一抵達臺南，我就被哥哥接回家中（而不是醫院）。家裡氣氛嚴肅、人人面有難色，他們要我有心理準備，而且說要開始共同商量接下來的事！

情何以堪，還一直認為媽媽可以健康長壽，關關病症，關關克服，我不願相信她病危，我還想去跟媽媽說話、打氣，說不定會有奇蹟。哥哥阻止我，他說既然疫情關係，醫院有醫院的規定，北部親人就是不能進去病房，要我待在家裡，他進 ICU 後再跟我視訊。

但我不想像阿金醫師書上說的「留有遺憾」，我想要更靠近媽媽。我相信昏迷不醒的媽媽，一定聽得到我對她說的話，我要讓她知道，我上周回來時她跟我說的煩惱，我們兄弟姐妹會去解決，我也要讓她知道，大家都好愛她。

於是，我打電話到醫院 ICU，告訴他們我與病人的關係。院方一口答應哥哥到媽媽身邊、用手機視訊，讓一門之隔、ICU 外的我，跟媽媽說上話。螢幕裡的媽媽就像睡著了，我淚流滿面跟她說了近半小時的心裡話。

　　原本，我是從出版者角度，感同身受閱讀每篇文章，怎知這些「救病人也要救家屬」的故事，變成身歷其境、深刻體悟。我這個長年北上求學、就業、有家庭後「定居臺北」的「孝順女兒」，竟差點壓抑不了阿金醫師第一本書就提過的「天邊孝子症候群（指被老人家突如其來的病況嚇到，對醫療有不切實際的期待，加上自責與愧疚感齊發，發覺自己在實際生活或照顧中缺席，而想彌補參與照顧決策的角色）」，還好短暫發作又自我反省，甚至從書中找到救贖與解藥。

　　不僅不該怪罪發生當下，在身邊的家人在幹嘛，而是要感謝所有同住家人，在第一時間分工合作，有人緊急照護、有人叫救護車、有人合力抱著媽媽下樓等待。即使大家盡心盡力，仍然措手不及，媽媽在短短幾分鐘就失去意識與心跳。

　　誰都無法「早知道」。我反過來安慰難過內疚的同住家人，不要自責沒有對髖關節開刀後、積極居家復健的媽媽照顧得更好，因為他／她都做得很好了。我更告訴自己不要自責，不要怪自己沒能常打電話或視訊，跟媽媽講講話、表達關心。這些「早知道」並無法預防或阻止急症發生的。

　　縱使當時疫情規定而不能進 ICU 病房看媽媽，我也要把握時間，設法在「最後時刻」完成道謝、道愛、道歉、道別的四道人生，讓媽媽知道很有包容心，總是無微不至照顧所有大人小孩的她，是全家人的老寶貝，也請她不要擔憂子孫的生活，兄弟姐妹會更同心、也會互相照應。正如阿金醫師說的，善終需要「愛」與「勇氣」。

三天後，也就是這本書出版的前 20 天，我和家人接獲通知、被迫接受，與最親愛的媽媽，天人永隔的殘酷事實。面對驟然離去的親人，從無法接受到坦然面對、從淚流滿面到節哀順變，都需要一些時間。感謝阿金醫師在第一時間，對於轉換成病人家屬角色的我，給予如此的救贖與安慰：

　　「上帝有很好的安排，讓妳在上星期透過員工旅遊回來南部一趟，有機會好好和媽媽相處。這次，也讓妳有時間趕回來，雖然只能用視訊方式，讓隔了一道門的妳和媽媽說說話，但母女連心，媽媽一定也能感受到妳的愛。

　　再說遠一點，上天安排妳出版我的書、看我寫的文章，妳就更能感受，人在這個節骨眼的無助與自責。醫療，尤其是 ICU，在生死交關的時候，需要更多同理與溫度。

　　妳可以把心中的感受、對媽媽的思念、想說的話寫下來，放進這本書裡，我覺得妳的真實感受，才是我們真正要出版這本書的用意。幫助自己，還要幫助更多的人。」

　　感謝我有一份好工作，讓我認識許多好醫師，也有機會透過出版，成就他們想對讀者宣導的正確醫療觀念與知識。健康書籍不光側重養生保健，尤其這幾年變成阿金醫師頭號粉絲，每每看到阿金醫師拋磚引玉分享重症醫學、臨終關懷、器官捐贈等主題，金粉也多不避諱而熱烈回應。

　　如今我不僅深切體悟，也從阿金醫師的文章中得到撫慰，我想紀念媽媽最好的方式，就是更積極規劃與推廣對讀者最有幫助的相關出版品吧！

那些眷輔

PART 1

不要低估未知世界的力量，
尤其當病人跟家屬都深信不疑時。

「我們**擲筊**問看看？」
病人**認可**的善終同意書

看得出來，姐弟倆不想讓媽媽再受苦，卻因為無法面對自己的決定而堅持救到底。我大膽提出「問病人」的建議。

「媽，我們讓妳好好的走，好嗎？」弟弟把手上的藍白拖往空中一拋。大家摒住呼吸，靜待那雙藍白拖落地的那一刻……

在 2021 年的東京奧運，奪得臺灣史上首面奧運羽球金牌的男雙組合「麟洋配」，每每贏球後跪在地上歡呼的姿勢，有如「聖筊」一般，李洋身體向前彎，王齊麟則向後仰，恰恰好一正一反，俯瞰就像聖筊。這個畫面讓我想起多年前 ICU 的一個故事，已經過了十幾年了。

「病人 OHCA（到院前心跳停止），CPR（心肺復甦術）30 分鐘。」一早來到加護病房查房時，我和護理師正在討論一位前一晚新進病人的情況。

『腦幹反射 ※ 呢？』
「瞳孔對光無反應、沒有咳嗽反射、不能自主呼吸。」

『Key person（關鍵家屬）呢？』

Q. 什麼是『腦幹反射』？

「腦幹」是生命的中樞。臨床上，醫療人員會簡單的以瞳孔對光反射、眼角膜反射、咳嗽反射、自主呼吸等「腦幹反射」來測試腦幹功能。即使是完全昏迷、失去意識的植物人，都還是會保有腦幹反射，因此仍有可能長期存活。一旦一個人應有的腦幹功能喪失，就不是「會不會清醒」的問題了，而是「無法存活」的問題，最多不會活超過 14 天。

「先生、一子、一女。先生今天要上班，不會過來。孩子從昨晚待到凌晨，先回去補眠了，下午才會再過來。」

『好，那我先打電話跟先生說明。』結束 ICU 查房之後，我趕緊騰出了空檔，撥了通電話給病人的先生。

「醫師，我知道我太太身體很不好，長時間都在生病，我們都盡力就好，如果真的沒辦法，就不要再急救了，讓她好好的走。」我在電話中向病人的先生說明後，他這樣回應我，看起來是早就有心理準備了。接下來，就是等下午病人的子女過來，確認他們的想法了。

『媽媽被送到急診時，心跳就已經停止了，經過 30 分鐘的 CPR 急救，雖然有恢復心跳和血壓，還是必須依賴強心劑才能維持。而在心跳停止的這 30 分鐘，腦部是沒有血流供應的，缺氧的這段時間，腦幹功能很可能會喪失。腦幹是管我們心跳、血壓、呼吸、意識的中樞，腦幹一旦沒有功能，就沒辦法維持生命......。』

「醫師，你不用再解釋了，你說的我們都懂，反正我們就是要急救到底！」姐姐神情堅定的說。

『你們的意思是指，萬一媽媽的心跳再度停止的話，還是要繼續 CPR 嗎？』

「對！你講的這些，昨天晚上的值班醫師就講過了，不用再講了，反正你們就是救就對了啦！」弟弟不耐煩的說。

我被眼前這兩位看起來 20 歲出頭的姐弟的反應嚇到了，嚇到的原因並非他們的堅持，而是他們的反應怎麼會和爸爸差那麼多。

『我有跟爸爸通過電話了，他表示 ......。』我都還沒說完。
「你不用理他！」弟弟有點激動。

『好的，我們一定會盡全力治療的。』我知道，那個當下不論我講什麼，他們大概都聽不進去，就先緩緩再談吧。我心裡面同時想到的就是社工師，他們對這些家庭糾葛最有經驗，總是能夠整理出一些脈絡來。

透過社工師的側面了解，我才知道原來兩個孩子認為自己的爸爸有外遇、對媽媽不好，所以才會想要「放棄」媽媽、不願意急救。他們恨爸爸，想要努力保護媽媽，所以他們一定要救媽媽。這種心情我雖然了解，但基本上很難解。由於真的解不開，只好「完成」最後半小時的 CPR 急救。

十幾年前，當時的我雖然已經是 ICU 主治醫師，卻還是菜鳥，沒有太多經驗，即使覺得這樣的 CPR 對病人沒有任何幫助，又害怕家屬不能諒解、會對我們提告，只好硬著頭皮完成。

又過了兩天，眼看病人真的很難撐下去了，我只好以非常生澀的溝通技巧，再度和兩個孩子談談。對，要先肯定他們對媽媽的付出——『你們對媽媽這麼孝順，她一定都知道，也會很感謝你們的。』

『還好姐姐回家有發現、有趕快叫救護車，要不然一定來不及的。』我說。其實，姐姐還是很自責自己太晚發現，總覺得自己如果能夠再早一點發現媽媽的不舒服，或許能夠改變結局。正是這種「早知道如何、就會如何」的想法，讓家屬內疚自責不已，我們醫療人員要協助家屬解開的就是這些糾結。

『媽媽生病這麼久了，還有在洗腎，本來就很容易發生突然的心跳停止。真的就是那麼突然，可以前一刻還好好的，下一刻就倒下去，不會有什麼預兆，也沒辦法預防。所以不要再去想說早知道或早點發現就不會這樣，這真的很難。』我發現，姐弟似乎都沒有前兩天那麼激動了。

『我們這兩天已經都用上了最好的藥，血壓還是很低，需要靠兩種強心劑、用到最高的劑量，媽媽才能勉強撐著，恐怕心臟隨時就會停止。』雖然姐弟兩個人都低頭不語，但也沒有像上次那樣想逃避了。於是，我就順勢講下去。

『你們想想看，媽媽平常有沒有交代，萬一怎樣的話，要不要接受這樣辛苦的急救？對媽媽有幫助的話，我們是一定不會放棄的，但只有折騰、沒有幫助的話，我們是可以讓媽媽平順的走。我們一起來想想看，在人生的最後一段路，媽媽希望你們幫她做一個什麼樣的決定？』

「她以前都沒有說過啊！我們怎麼會知道她想要怎麼樣啦？」姐姐語帶哽咽、激動的說著。

『不然，我們搏杯（擲筊）看看，直接問媽媽好不好？』看到病人胸前掛的平安符，又想到我之前有讓他們使用過符水，我突然就冒出了這句話。

「醫師，可是媽媽現在這個樣子，我們要怎麼問啊？」弟弟看起來並不排斥這個方法。

『就跟媽媽說，你們很難做決定，請她告訴你們要如何做，就問她：我們不要妳這麼辛苦，讓妳好好的走，好嗎？』

「好！」接著，姐弟兩個人馬上跪在床邊。正當我在掏口袋、找十元硬幣的時候，只見弟弟熟練的脫下自己的藍白拖。我們站在一旁的人，都盡量克制自己，沒有人說話，當然，也沒有人敢發出笑聲。他們是認真的。

「媽，我們不要妳這麼辛苦，讓妳好好的走，好嗎？」弟弟照著我的建議複誦一遍，然後把手上的藍白拖往空中一拋。

這時候，大家摒住呼吸，靜待那雙藍白拖落地的那一刻。

「是聖杯。」看著一正一反的藍白拖，護理師輕聲的說出結果。看起來，姐弟兩人似乎能接受這樣的結果。他們沒有討價還價或想多擲幾次，但表情卻掩飾不住心裡的失落，空氣突然安靜了下來。

「你們年紀還這麼小，後續的事情知道要怎麼辦嗎？」正當氣氛凝結的時候，資深護理師雅玲來了一個非常漂亮的補位。雅玲一講完，只見姐姐的眼淚就流下來了。然後，雅玲給了她一個擁抱，並帶著他們去護理長辦公室談。無論如何，這件事總算能圓滿處理。

「阿金醫師，你怎麼會想到要用搏杯（擲筊）的方法啊？」事後，護理師這樣問我。

我看得出來他們心裡有想要讓媽媽不要再受苦、能平順離開，只是，他們無法面對自己的決定，害怕這樣做是不是就是「放棄」媽媽，最好的解套方式就是「讓媽媽自己決定」，我才會提出用擲筊的方式。一旦他們決定要「問」，就表示他們的堅持有在動搖了。

「所以讓他們問，就有一半機會可以得到讓病人好走的結果？」我說，那個機率並不是剛好一半一半的。只要掌握好命題的「方向」，其實有四分之三的機率，可以讓病人不再受苦。

若問的是「媽，我們不要妳這麼辛苦，讓妳好好的走，好嗎？」只有 25% 的機率會被「駁回」，也就是有 75%（同意或無法裁示）的機會讓病人好走。若換個方式問「媽，妳要不要急救？」病人善終的機會可能剩下 25% 了（不同意）。

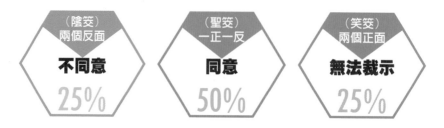

每個 DNR（不實施心肺復甦術）的決定，對家屬來說，都是天人交戰的，即使他們已經知道病情有多不樂觀，加上每個病人都有自己的價值觀，有些人希望可以「賴活」、有些人希望能夠「好死」。

身為決策代理人的家屬（們），必須和醫療團隊充分討論與溝通，並一切以病人的意願為依歸，才能代為做出這個困難的決定。無論結果如何，要在將來不後悔、共同承擔、不互相指責，是一件非常不容易的事。

ICU × I see U　金句

家屬不是想讓病人受苦，
而是害怕自己的決定等於「放棄」。
解套方式之一是「讓病人做主」。

給**神明**發會診單
把**乩童**當夥伴

對我來說，乩童就像是前來協助「會診」的醫師，我得要清楚交代「病情」，他們才知道「如何幫忙」。畢竟，我們的目標都是一致的，都是為了讓病人好、都是想要安撫家屬的心，雙方都在努力，只是用的方式不一樣而已。

「陳醫師，我有個不情之請。」家屬小心翼翼的詢問，「我媽媽說，明天想要請乩童來這裡看一看爸爸，不知道可不可以？」後面這個問題，聲音明顯小了許多，深怕會觸怒我似的。畢竟，誰會這麼直接跟醫師說，要找「乩童」來幫忙（看病），搞不好會被轟出去。

『當然可以！』我不假思索的回答。

「謝謝醫師，真的不好意思啊！我有勸過媽媽，但是她就是想要再試試看。」他明顯被我的爽快嚇了一大跳。

『我知道，這是媽媽的心意，我們就順著她的意思，沒有問題的。』這位病人的病況非常不好，恐怕再維持也沒幾天了。對我來說，在面臨這種情況的病人時，更重要的是「救家屬」，

舉凡能夠讓家屬安心的，能夠讓他們盡一份心力的，實在找不到理由禁止或限制。

從病人剛進來加護病房開始，我們就有主動讓媽媽知道，可以帶廟裡求來的符和符水來使用。我知道，有些醫師會說不行，會說那些有「毒」，會說那些很「髒」。

對我們來說，符水不過就是「炭灰」，吃了沒什麼大不了的事，是能有多毒、是能有多髒，中秋節烤肉、吃燒烤的時候，大家不是吃很多了嗎？

很多醫師會拒絕的背後原因，是打從心裡頭覺得拿這些東西來很「迷信」也很「無知」，甚至認為自己的專業被挑戰、不被信任。

而我，就是平常心看待：這些都只是家屬的一番心意、他們也想要試著盡一份力量而已，並非對醫護人員的不信任。我認為，符水也可以是「福水」，裡頭裝的就是「家屬的祝福」。既然可以和家屬一起努力對抗疾病，有什麼不好的呢？

『咦，不是要找乩童來的嗎？』

到了隔天的探病時間，來了好幾位家屬都是生面孔。不過，我好像沒有看到「期待中」的那位乩童出現。於是，我好奇的詢問。

其中一位家屬用手指了一指站在床邊的一位年輕女性。她的樣貌完全顛覆了我對乩童的刻板印象，但依然能夠感受到她的「氣場」。我用眼角餘光看了一下，她的手勢似乎正在施法。然後，我趨前去向她自我介紹。

『妳好，我是陳醫師，我先來和妳說明一下〇〇〇目前的情況⋯⋯。』我稍微向她說明病人危急的病情，及非常不樂觀的預後。在聽完我的說明之後，她的眼神和我的眼神接觸，並微微點頭。我想，她不僅有聽懂我所說的，也明確的接收到我的暗示。

雖然，她的心裡一定也很納悶，以往去其他的加護病房幫病人做法的時候，不免都要喬裝成家屬、偷偷摸摸的進行，而且經常會遭受醫療人員異樣、甚至不屑的眼光，偶爾可能還會遇到有人出手制止的窘境。這位陳醫師怎麼會主動來說明病情，簡直太不可思議了。

『那接下來就交給妳了，一切拜託妳了，謝謝！』我這樣一說，她的雙眼瞪得更大了，一副不可置信的樣子。（什麼，醫師竟然還拜託我、跟我說謝謝，有沒有搞錯啊？）

我當然要好好的謝謝她。對我來說，她也是很重要的「夥伴」，就像是前來協助「會診」的醫師一樣，都是為了病人（或家屬）好，只是從不同的角度切入。

　　我要向她清楚交代「病情」，她才能知道要「如何幫忙」、要「如何說」，才不會讓家屬懷抱不切實際的期待、讓病人承受不必要的折騰，不是嗎？在此之前，我就很常應家屬要求寫「會診單」，讓家屬帶去找神明了。

　　再看她的眼神，我確定她已經聽懂我說的話了。然後，我就不再打擾她，只是站在遠處看著。接下來，換我被眼前的景象嚇呆了。只見乩童手腳比畫著、口中念念有詞，轉頭向病人的媽媽和太太講了幾句話後，突然給了媽媽一個深深的擁抱，也給太太一個擁抱。

　　聽護理師轉述才知道，當時乩童對著太太說「我上有老、下有小，是放心不下一走了之，但是，我也不想回來了，因為回來也是這樣躺著，我會很辛苦，也會讓妳和媽媽辛苦。妳要想清楚，我們夫妻要同心！」就像是用先生的口吻，對著太太在說話。原來，這兩個擁抱是乩童代替病人執行的。

　　最後，乩童很虛弱的倒下（應該是退駕了），旁人趕緊上前攙扶，她才能走出病房。她剛剛應該是消耗了很大的元氣，還滿頭汗水，真的辛苦她了。我由衷佩服她的專業和敬業，更感謝她的幫忙。她展現了對家屬的「關懷」與「同理」，療癒了家屬的心靈，她真的是一位非常「稱職」的乩童，我應該要跟她要一張名片的。

　　關於神明的事情，我所相信的，正是這種「關懷」與「同理」，還有各種形式的心靈療癒。很多時候，不了解、不信任就會讓我們很快地選邊站，站在「對立」的兩邊。反而忘記了，所有人的目標都是一致的，都是為了讓病人好、都是想要安撫家屬的心靈，每個人都在努力，也都很努力，只是用的方式不一樣而已。

　　所以，為什麼「我們」不能成為夥伴、互相包容呢？我們共同的敵人是疾病和無常，並不是彼此啊。不過，對於防範神棍和各種「以神之名」的詐騙，我一定會先告誡家屬要當心，避免他們已經受傷的心靈遭受「二次傷害」。（至於，過度迷信的問題並不是這篇文章要討論的議題，請不要對號入座。）

ICU × I see U 金句

家屬不會想挑戰醫師專業，
他們只想用他們自己的方法，
為家人盡一分心力罷了。

早日康復的**祝福(符)**
鎮住牛頭馬面的氣場

病人太太要我在紅紙寫上「早日康復」，還交代要 24 小時放在病人胸前，說要用我的氣場鎮住牛頭馬面，病人的靈魂才不會被帶走。她說的沒錯，整個 ICU 團隊全天候守護著，幫病人做治療，幫家屬做治療，不只生理上的，還有心理上的。

　　大家讀了我的文章、臉書或其他管道的分享，應該不會以為 ICU 裡充滿著各類高人在做法吧？這是非常罕見的情況（我指的是高人做法）。不過，來幫忙禱告的、發氣功的、念佛經的、胸前貼符的，是真的不少。只要不會干擾到醫療作業，我們 ICU 裡的醫護人員都樂意幫忙。

以神之名的詐騙，常是人為的

　　就曾經有人問過我「遇到那種一大瓶符水都要灌完的情況該怎麼辦？」其實，在醫病互信的基礎下，家屬是很願意遵循「專業」建議的，通常都只是把符水塗抹在病人的皮膚上（當然不會塗在傷口）、沾沾嘴脣而已。在給家屬這些方便的時候，我還會特別提醒兩件事：

■ 花大錢的，要慎防詐騙！

親人住進 ICU，絕對是家屬最無助的時候，由於很容易相信「聽說」來的神奇治療法或速效藥物，有心人士就會趁虛而入。我會跟家屬說，如果是很貴的，就一定是詐騙，因為神明的東西就是隨緣、添個香油錢而已。值得注意的是，最常看到的詐騙並非神棍，反而是身邊的鄰居、遠親和朋友的朋友，專門推薦一些很昂貴的能量水、天然○○精、野生○○。

■ 不要偷偷來，也不要為難護理師！

住在加護病房裡的重症病人都是很脆弱的，常會有腸胃出血、消化不良、容易嗆到等問題，所以有什麼東西要餵，一定要先問一下照顧你家人的護理師。即使只是食物、水果、飲料或保健食品，也可能和病人目前的用藥有所抵觸，甚至影響療效、發生危險。所以，千萬別自己偷偷來，也不要為難護理師。

鎮住牛頭馬面的氣場

有一回，我在向家屬解釋病情的時候，病人的太太頻頻打斷我，拿著一張 A4 大小的紅紙，要我在上面寫上「早日康復」這 4 個字。一開始，我有些不悅：我正在說明重要的事情，而妳卻只在乎這 4 個字？

為了可以順利地說明下去，就勉為其難答應她，在紅紙上寫了早日康復。結果，她竟然還要我在上面簽名字。然後還交

代護理師，說這張紅紙要像「平安符」一樣，24 小時放在病人的胸前才可以。

當下，我真的覺得有點莫名其妙，這位太太怎麼這麼怪。接著，她就從袋子裡拿出一整疊的 A4 紅紙出來，一邊翻給我看，一邊向我說明「你看，每一位照顧過我老公的醫師、來會診過的醫師都有寫喔！」「陳醫師，我會把你的平安符擺在最上面喔！」……

由於病人在 ICU 住了好一段時間，醫護人員與家屬接觸和互動的機會也多了，我發現病人全家人都很好，對每一位醫療人員都很客氣、很尊重，也很感恩。後來，藉著一次對話的機會，我詢問這位太太這麼做的理由。

「因為這裡是你的地盤啊，我要用陳醫師你的氣場，24 小時鎮住，這樣你不在的時候，牛頭馬面就不會來把○○的靈魂帶走！」她說。

24 小時的治療：心理的、生理的

她這樣說也沒錯，像我這樣的在 ICU 裡的重症醫師，真的就是「鬼門關前的守門員」，每天都在和死神拔河，守護病人。只是她多慮了，我們是一整個團隊一起在照顧她先生，尤其護理師更是 24 小時陪在病人身邊，幫病人做治療：生理上的、心理上的。

我雖然會下班、離開醫院，但現場還有值班醫師在守著，而且病人一有什麼風吹草動，都會有人隨時來跟我回報，假日我會來看病人，半夜有緊急狀況，我也會趕過來。說實在的，我們真的就是 24 小時在守護著病人。不過，既然她覺得寫這樣的一張紙、這 4 個字，能夠讓她自己、讓其他家屬都感到心安，我何樂而不為。

她的先生恢復的狀況比我們原先預期中的好。專科護理師打趣的說「陳醫師，你要不要考慮每一位病人都給他們寫一張啊？對面那一床的病人，常常會很驚恐的指著天花板（他是加護病房症候群※），他的家屬就在問『為什麼我們沒有那一張？』」

Q. 什麼是『加護病房症候群』？

加護病房症候群（**ICU psychosis**）也稱做譫妄症（**Delirium**），是指病人身處加護病房的環境，因為生理、心理上的壓力、作息日夜顛倒，而出現對人、事、時、地、物有所混淆，或出現幻覺等症狀。病人可能會有胡言亂語、對著天花板比手畫腳等行為，常常會讓家屬感到擔心，以為是「卡到陰」。有時候，甚至會向家屬投訴受到醫療人員的虐待，當然這個只是幻覺。醫療人員只要適當地向家屬說明，就可以減少不必要的擔心與誤會。加護病房症候群常常只是短暫現象，大部分的病人在轉往普通病房之後便能緩解。

　　嗯，我是有認真考慮過的，若家屬有需要這個手寫的「祝福」，我絕對會非常樂意提供。就算沒有寫給他們，我們加護病房裡的整個團隊，心裡都會為每一位病人祝福，祝他們「早日康復」的。

　　我是不是很迷信？我迷信的是「人與人之間的關懷互信」、「救病人，也要救家屬」、「無論在什麼位子，選擇當一個更有溫度的人」這三件事。能夠讓家屬心安、對病人又沒有傷害的事，有什麼不可以、為什麼不幫忙。至於，我的「氣場」可能大家都有，就是一種有「溫度」、讓人感到「溫暖」的氣場。

ICU × I see U 金句

有些事既能讓家屬感到安心、
又不會對病人造成傷害，
有什麼不可以或不幫忙的道理。

轉念就能突破對立
佛祖與聖母也可以共處

「我是拿香的。」爺爺的兒子這樣說。

『那你可以求個符，符水也可以拿過來，交代護理師怎麼做，我們會盡量配合。沒關係的，我知道那是大家的心意。』我說。

「可是，我爸爸是信天主教的。」……

爺爺年近 90 歲了，患有巴金森氏症、中風、失智症，反反覆覆都因為譫妄症（Delirium）而入院。照護爺爺的家屬都很辛苦，因為人在譫妄的時候，除了會大吼大叫，還會拳打腳踢。

這次，爺爺是因為昏睡兩天而送醫。透過腦部電腦斷層檢查，診斷出大範圍的腦出血，在緊急插管後，便被轉診到我們的醫院。其實，在外院急診的時候，爺爺的瞳孔對光已無反應，這表示腦部的生命中樞「腦幹」的功能已經受損。

在神經外科醫師和家屬說明之後，由於評估手術助益並不大，再加上爺爺年紀很大了、又有多重慢性病，所以家屬決定不手術。加護病房值班住院醫師也和家屬討論了 DNR（Do Not

Resuscitate），即「不施予心肺復甦術」，指在病人臨終、瀕死或無生命徵象時，不施予心肺復甦術（CPR），包括氣管內插管、體外心臟按壓、急救藥物注射、心臟電擊、心臟人工調頻、人工呼吸或其他救治行為，最主要的目的是避免讓病人短暫延長生命卻承受急救的痛苦。

即使值班住院醫師一定會很盡責與仔細和家屬說明並討論 DNR 的決定，我在查房時，依然會再次逐一地和每一位家屬確認過他們的想法：

『是否對病人的病況有充分的了解？』
『家屬間對 DNR 的想法是否有共識？』
『是否清楚知道 DNR 的意思？』……

這是因為之前就曾經遇過家屬簽了 DNR，並不是他們希望「最後階段」不要急救，而是他們始終以為自己的家人沒有這麼危急、一定會好起來，所以「不需要」也「不可能會需要」走到急救這一步。這樣的認知落差是很危險的，一定要好好溝通、再三確認，才能避免醫病間的誤會，甚至衍伸出更大的問題。

「醫師，我爸爸人明明都好好的，怎麼會腦出血呢？」在我確認過爺爺的兩位子女對 DNR 的想法以後，他的女兒這樣問我。有些醫師聽到家屬這樣的問題，心裡大概會覺得有點不舒服吧，可能還會想「最好人好好的，會需要住到加護病房」。有時候，還會被觸怒。我當然知道家屬是沒有惡意的。

『腦出血就是會這麼突然，可以前一刻是好好的、還在和你講話，下一刻就突然倒下。我們經常在電視上看到這樣的報導，不是嗎？有些人，還比你們爸爸年輕很多呢！』語畢，我看到兩位子女都點點頭。

『爸爸的情況是誰發現的？』我所說的，他們都是知道的，只是情感上還無法接受爸爸已經腦出血這件事，才會想要問。這時，只要心平氣和地再陳述一次，不必覺得被冒犯。其實，我有看到他們是需要被協助的，就想再多談一些。

「是我發現的。我爸有失智症，經常會譫妄，這個月因為譫妄的次數變多，就安排他住院治療。他每次打完鎮靜的藥物，就會停止躁動，接著大概會睡上一天。但這個星期以來，他幾乎每天都躁動，而且這次很不一樣，打了鎮靜的藥物之後，竟然睡了整整兩天。我一直跟醫生說，我爸不對勁，他們才幫我爸照腦部斷層掃描。我爸是不是已經出血一個星期，只是醫師沒有發現？」

我知道，家屬真正想問的是「醫師有沒有延誤治療」。更重要的是，他正在怪罪自己「為什麼沒有早一點發現」：如果我可以再早一點發現異狀，爸爸就不會變這樣了。

『我覺得不是。這個腦出血是急性的，就是會來得這麼措手不及，和這個星期的譫妄沒有關係。腦出血一般不會有什麼前兆，也無法預防。所以不要去想，如果早知道爸爸就不會出血。我跟你說，還是會的。』

他聽著我這樣說，眼眶裡打轉的淚水差一點就要流下來。他就要有人跟他說，爸爸會這樣，並不是他的失責。

『而且啊，我覺得你做的很好，警覺度很高，有發現爸爸反應跟平常不太一樣，醫師也及時幫爸爸做了斷層掃描。再晚幾個小時，應該就來不及了。目前病情雖然很不樂觀，但至少我們有爭取到一些時間，可以好好跟爸爸說說話，想一想爸爸還想見什麼人、還有什麼心願或放不下的事。』

兄妹倆點點頭，經過我的提示，他們似乎開始轉念了：從即將失去親人的悲傷情緒中，**轉換成要替爸爸多做一點事、多完成一些心願**。

『你們家有什麼習俗嗎？有沒有宗教信仰？』
「我是拿香的。」

『那可以求個符，或符水也可以，都拿過來、交代護理師怎麼做，我們都會盡量配合。沒關係的，我知道那是大家的一番心意。』我話才講到一半。

「但我爸是信天主教的。」
『喔，那你們再討論看看，請教友一起來禱告也可以。』

「陳醫師，那我可以把這個放在我爸爸的床頭嗎？」兒子當下就把包包上的佛祖牌拆了下來。

『家人都同意嗎？如果都同意，當然可以，沒問題。」對於家屬和病人各有不同的宗教信仰，醫護人員要格外小心。

到了隔天查房時間。
「孫子們昨晚都來看過爺爺了。」
『那個佛祖牌還在嗎？其他家人有沒有說什麼啊？』
「還在啊！而且還和聖母擺在一起呢！」
『真的喔？太好了！』
當天下午，爺爺就安詳的走了。

057

我想，爺爺看到佛祖和聖母能夠和平共處，一起送他走最後一程，應該會感到很欣慰。再看到他的子女能夠釋懷、轉念、放下，應該會更欣慰。無論什麼宗教、什麼信仰，都會是我的夥伴。我的信仰則是「救病人，也要救家屬」──即使病人已經無法救治，家屬仍需要好好的活下去。

ICU × I see U 金句

即使病人無法救治，家屬仍要好好活下去。
我能做的是，引導他們把悲傷情緒，
轉換成替家人完成多一點心願的動力。

刻在我心底的名字
農曆七月的美好徵兆

「我叫她不要想這麼多,洗個澡就會比較舒服。沒想到,她就在浴室裡倒下了……。都是我害了她!」媽媽救到底的堅持,來自於無法放下的內疚,即使知道情況很不樂觀,仍然要我們用盡一切治療方式,包括生命最後的急救。……

又到了農曆 7 月,這個充滿禁忌的月份。某個星期天早上,因為行程突然改變,我多了一些時間可以「享用」早餐。當我一個人走進飯店餐廳,眼前的景象吸引了我的目光。

我看到一位坐在輪椅上的年輕女孩,正和一對看起來像是她父母的長輩在用餐。讓我訝異的是,這位年輕女孩脖子上有氣切管,還有一條長長的管子,連接著她輪椅背後的一臺呼吸器。沒錯,是呼吸器,不是氧氣機。(這表示,她必須仰賴呼吸器才能夠呼吸。)

對於一位已經做氣切,而且是呼吸器依賴的人來說,還可以坐著輪椅出來活動、和家人一起在外享用早餐,讓我感受到這年輕女孩的毅力、父母的關愛與付出、還有生命的力量。當時,真的有一股衝動,想走上前去跟她說聲「加油!」

按捺著內心的激動，我選了一個角落的位置坐下來、翻閱報紙。頭版報導一位知名人士酒後騎重機載女友摔車、雙雙身亡的新聞。心裡在想，為什麼有人這麼努力地想活下去，有人則這麼輕忽自己的性命？這時，腦海中又浮現出前陣子在加護病房的景象。

◆

這天，外院轉來一位年輕的女性病人——鄭寧寧（化名）。寧寧有氣喘病史，到院前心跳已停止，在外院經過 CPR 後，雖然恢復了心跳、血壓，仍處於重度昏迷狀態，昏迷指數只有 3 分（昏迷指數越低，昏迷程度越嚴重，指數 3 分是最低分），治療 8 天之後，家屬要求轉來我們的醫院。

透過檢查後發現，寧寧的雙側瞳孔已經放大、對光沒反應、抽痰沒有咳嗽反應、也沒有自發性呼吸，這些狀態意味著病人腦幹已衰竭、無功能，很可能已經腦死。心想，是不是家屬希望遺愛人間、要來做器官捐贈的？結果不是，家屬是希望來做高壓氧治療的。

當下除了告知家屬罹患氣喘重積症與肺炎施行高壓氧治療的風險外，也提醒他們高壓氧對寧寧的病情是沒有幫助的。過程中，她的爸爸與姐姐都能理解。於是，在解釋完預後（即腦死病人一般無法活超過 14 天）也和他們討論後續治療的選項，爸爸和姐姐都希望能做器官捐贈，讓寧寧能夠遺愛人間。

但是，媽媽反對。媽媽覺得寧寧會好起來的，要我們盡一切努力去治療，當然包括最後階段的急救步驟——心臟按摩與電擊。雖然我們都覺得這麼做對寧寧沒有什麼幫助，但也了解媽媽的不捨，只好一邊治療，一邊繼續與媽媽溝通。可是往後的日子裡，媽媽在我要和她進行討論時，總是會藉故離開。

她在逃避。

我們很能同理媽媽的感受，所以舉凡她要用的民俗療法，我們都讓她嘗試。媽媽始終覺得寧寧會醒過來、好起來，說她都有感應到，有看到寧寧在流淚。我們自然不捨直接否定她的感受，於是再做了腦波與腦部「灌流掃描」檢查，結果進一步證實我們的想法，就是「腦死」。

媽媽就是不想和任何人談論，社工也無從介入，就是堅持要救到底。好幾次，寧寧突然發生心跳變慢，我們擔心著是不是必須去進行 CPR，還好只是虛驚一場，因為連醫療人員都不願意再讓寧寧接受這種折騰。之後，媽媽索性選擇晚上時段才來探視寧寧，有意無意的躲著我。

於是，我交代護理師，如果媽媽晚上出現，就偷偷通知我，不論什麼時間。這天，我正在操場運動，就接到加護病房護理師來電通知。我請護理師盡量留住她，趕緊回去換個衣服、披上白袍就直奔加護病房。

　　這次，媽媽沒有再逃避，跟我聊著寧寧的事，說著她有多乖巧、多孝順，一邊念大學，還一邊在餐廳打工、貼補家用，語句裡盡是不捨的情緒。

　　「寧寧小時候有氣喘，但已經很久都沒有發作了。那天晚上，她覺得氣管緊緊的、有點喘，我叫她不要想這麼多，洗個澡就會比較舒服。沒想到，她就在浴室裡倒下了……。都是我害了她！陳醫師，你一定要救她啊！」原來，媽媽的自責與內疚讓她無法放下，即使她也知道情況很不樂觀。

　　我和媽媽聊了一段時間，爸爸和姐姐也都到了。我想，不妨趁著這個機會再和大家談談 DNR（Do-Not-Resuscitate，不施予心肺復甦術）的事情。此時，媽媽雖然不置可否，卻不再堅持，只說由寧寧的爸爸決定就好。

　　寧寧的爸爸忍痛同意了 DNR 後，護理師同事引導寧寧的家人、圍繞在她的病床邊陪伴，並帶著他們完成臨終四道人生──道謝、道愛、道歉、道別。

　　「寧寧走了！」我才剛回到家，就接到加護病房的傳呼。真的很神奇，我們在討論時，她的心跳和血壓都還正常，就在大家完成決定後，她的心跳就突然停止了。或許，寧寧選擇了這個時間，是因為覺得沒有牽掛了、可以安心的走了──再也不必忍受身體病痛的折磨，再也不用擔心媽媽放不下。……

◆

「先生，祝你用餐愉快。」這時，飯店服務生已經把餐點送上了，正站在我的眼前，露出陽光般親切笑容。我想向她致意，一抬頭看到她胸前掛著的名牌，竟寫著「鄭寧寧」。天啊，竟然有這麼巧合的事。

寧寧，真的是妳嗎？如果是，妳現在快樂嗎？那是妳的笑容嗎？妳要傳達什麼訊息給我嗎？

有人說，農曆七月怎麼會發生這種事，我倒覺得這是寧寧要帶給我的美好徵兆。這故事發生在 2013 年，我用文字記錄下來，即使事隔多年，每到農曆 7 月我都會再拿出來看一次，每看一次，都加強了我的初衷與信念。

ICU × I see U 金句

堅持救到底的背後，
除了不捨，還摻雜自責與內疚。
我始終在努力的，
是化解那道放不下的糾結。

女王的強心針
用愛喚起的心跳

「15 點 21 分時血壓是 40／30、心跳 59，學妹一跟病人說完話，不到 10 分鐘的時間，血壓提升到 73／48、心跳則是 136。就像在打 Bosmine bolus。」Bosmine 是強心針，Bolus 則是單次快速注射，目的是用來短暫提升血壓。

　　「20 床，病人心跳、血壓掉，已聯絡家屬前來陪伴。」我收到專科護理師惠鈴的傳呼，想說既然病人的子女和太太都趕過來了，我就再去陪陪他們。

　　病人年紀很大了，經過兩個多星期的治療，病況仍然持續惡化，人也沒有清醒。子女雖然不捨，卻不希望爸爸繼續辛苦，於是決定不要洗腎、不 CPR，也停掉了升壓劑。

　　「陳醫師，我爸爸的心跳什麼時候會停止？會不會在半夜啊？會不會我們來不及趕過來呀？」稍早之前，家屬這樣問我。這是每一位家屬幾乎都會有的疑問。

　　『不一定，這時間得由爸爸自己決定，他會選擇一個最適當的時間。我們一定會等大家都到齊了，才移除呼吸的管子。

你們再想想看，爸爸是不是還有什麼事情放心不下，可以由你們來幫他完成，然後再告訴他。如果爸爸還有想要見的人，隨時都可以帶過來，到的時候先按鈴，我們會盡量通融，讓大家都可以進來。若醫護人員正在做治療，可能要等一下，但治療告一段落，就會讓大家進來的。』

這個時間點的「彈性會客」就顯得格外重要。還好 ICU 裡的同事也都很樂意配合，大家都了解「最後時刻」對家屬的重要性，長期共事下來，彼此都很有默契，把「治療家屬」當成一切的原則。

只是病人血壓很低的時候，家屬趕過來的當下，心跳可能已經停止了，那是沒辦法的事。碰到這種情況，醫護人員會先關掉心跳、血壓的監測儀器，並跟在場的家屬說明「等大家都到齊了，再關掉呼吸器、拔管子。」同時，引導他們做人生四道（道謝、道愛、道歉、道別）。有這樣的安排，家屬多半能接受沒有看到心跳停止的那一刻。

「病人是在家屬趕來、陪了一段時間，心跳才停的。」
『咦？血壓不是掉到 30、40 了，還等得到家屬來？』

「你知道嗎？姵瑢學妹在阿公耳邊跟他說：阿公你要再撐一下下，你家人快要趕過來了。這一講，阿公心跳加快、血壓又回到 70 幾。第 2 次血壓又掉了，學妹又再跟阿公講一次，就這樣做了兩次，讓阿公可以撐到家人趕來。家人陪伴沒多久，阿公心跳就停了。」

『喔？姵瑢學妹是哪一位？』名字似乎有點印象。

「就是那位假睫毛很長的姵瑢啊。」原來是她啊。

我告訴家屬，阿公真的很體貼，加上姵瑢護理師在阿公耳邊幫忙加油打氣，阿公才能撐到家人都抵達的最後一刻，挑了一個這麼好的時間，沒有讓大家在半夜奔波。家屬很感謝醫療團隊在這段時間的照顧，也向姵瑢護理師致謝。

這就是我們在 ICU 工作的日常，面對無法救治的病人，我們還可以救家屬。非常慶幸有這麼多工作夥伴認同這樣的做法，也願意和我一起做。尤其是這位姵瑢學妹，以前我總認為她很粗線條，時不時都在提醒她，不要只在乎檢驗數字，要多關心病人和家屬。這次，真的很讓我刮目相看。

『謝謝妳，做得很好，家屬會很感謝妳的。妳的名字怎麼寫啊？』我特別去跟姵瑢護理師說聲謝謝。

「女、王。」學妹這樣回答我。

『蛤？妳叫女王？』

「不是啦！女字邊的姵，王（玉）字邊的瑢。」果然，她馬上又回到平日的粗線條個性了。

『好！下次如果我再碎念妳的話，妳就提一下女王，我就會想起今天這件事，就可以少念妳一次了。還有，我會記得妳有長長的假睫毛。』她靦腆的笑了。

『惠鈴，妳調一下病人的心跳和血壓記錄給我看看，我想知道是不是真的那麼神奇？』

「真的很神奇！你看 15 點 21 分時血壓是 40 ／ 30、心跳 59，學妹一跟病人講完話血壓就上升、心跳就加快，不到 10 分鐘的時間（15 點 30 分），血壓升到 73 ／ 48，心跳則是 136，就跟 Bolus 一樣！」

『什麼 Bolus ？』

「就像是在打 Bosmine bolus 啊！」

虧惠鈴想得出來。Bosmine 指的是強心針，Bolus 則是單次快速注射，Bosmine bolus 是用來短暫提升血壓。姵瑢學妹在阿公耳邊說話時，就像在幫他打強心針。

因為這個故事，那天下班心裡顯得的充實。感謝這群身處 ICU 的美麗天使、女王，願意和我一起努力。更感激家屬願意相信醫療團隊、知道我們會盡全力陪他們走到最後，無論結果如何。即使我們無法拯救每一個生命，但是我們努力關懷、撫慰每一個傷心的人。

ICU × I see U 金句

ICU 醫護更了解「最後時刻」的重要。
縱然無法拯救每一條生命，
但絕對盡力撫慰每一個傷心的人。

當**腳圈**變成**枷鎖**
ICU裡的結束不結束

死亡，這個在 ICU 裡看起來是「結束」的時候，轉個念，很可能就是另一個開始。醫護人員能做的有時很有限，不過幫助家屬在與病人相處的最後一段時間，留下幾件有趣、溫暖的故事，是可以做得到「結束，不結束」的。

那位 90 歲的阿嬤，病情很不樂觀，血壓也時好時壞。我交代她的子女們，看看阿嬤還要見誰，都通知他們來。住在北部的大女兒趕回來了、看過阿嬤後，阿嬤的血壓就開始往下掉了。可是，過 2 天血壓又回穩了。於是，我再度和二女兒、媳婦談話，要他們想想，阿嬤還有什麼心願未了。

「阿嬤最疼愛的這個孫子，他特別從臺北來看阿嬤。」二女兒說。阿嬤的病床旁站著一位年輕帥氣的男孩，原來是阿嬤的孫子趕過來了。

『這樣很好啊！大家一起想想看，還有想到要幫阿嬤完成什麼心願的嗎？』

「阿嬤最喜歡吃雞肉了，昨天也有讓她沾沾嘴唇，實在想不到還有什麼事情是可以替她完成的了。」

『例如說，阿嬤是不是很愛打扮？我們可以請人來幫她洗頭，梳理一下頭髮。其他家人也可以再幫忙想看看，還有沒有什麼可以幫阿嬤做的？』

「陳醫師，我想到一件事，但不知道可不可以跟你說？」二女兒小心翼翼的提問。二女兒這些日子以來轉變很大，自從我跟二女兒交代，可以幫阿嬤多做些什麼事之後，她就開始轉念了，不像剛遇見她的時候那麼的悲傷難過，反而是每一天都很努力很積極要幫阿嬤完成心願。

『當然可以啊！妳說來聽聽。』

二女兒把蓋在阿嬤身上的棉被掀了起來，指著阿嬤左腳踝上戴的綠色「腳圈」，這是辨識病人身分用的，上面還有專屬的條碼。護理師在給藥、抽血、檢查或輸血的時候，就會先刷這個條碼，以進行病人身分的核對。一般都是以「手圈」的方式戴在手腕上，但是阿嬤的手比較腫，所以護理師就幫阿嬤改戴在腳踝上。

「那天，我女兒告訴我，阿嬤託夢給她，說自己腳上套著這個『環』，她會被拖著走，很不舒服。」

『喔，是這樣啊？那沒問題，我們就改到手上。』

「真的可以嗎？那真的太謝謝你們了。」

「可是阿嬤的手很腫，戴了可能也不舒服，不然我們改貼在胸前好嗎？」護理師貼心提出建議。

『當然可以！』

我們平常也都沒有注意過這一點。原來，有些老人家是有忌諱在腳踝上綁東西的。在這個「腳圈」解開後的當天下午，阿嬤的血壓又逐漸往下掉了。

不可諱言的是，很多時候，老人家之所以無法善終，安詳走完人生最後一段路，是因為晚輩為了延長「不可避免的死亡」，給予許多美其名為「治療」的枷鎖，像是洗腎、插管使用呼吸器、升壓劑等。老人家的枷鎖，來自子女或晚輩心中那道尚未解開的「鎖結」，還有充滿內疚、自責、無法放下與想要彌補些什麼的情節。

不論老人家或晚輩都需要身為醫療人員的我們的協助，一一替他們解開這些「枷鎖」，就像是解開腳上的腳圈一樣，讓病人能夠安詳離世，好好地走。病人又幫我們上了一課。只是到了隔天，阿嬤的血壓又回穩了。

「啊，對了，陳醫師，我有跟一個親戚說阿嬤快要走了，說醫生交代，要看看有沒有什麼阿嬤牽掛的事，結果他昨天來我們家，拿了一疊錢來，說是要還給阿嬤的！」

『喔？』我認真聽著。

「他說，他之前有欠阿嬤錢，結果阿嬤託夢去跟他討。」

『真的喔！有多少錢？』哈，我不應該問這麼多的。

「還欠不少，他說先還一些，剩下的會再慢慢還 ......。其實，我們根本就不知道他有向阿嬤『借』這麼多錢啊。昨天他請兒子代表來看阿嬤，醫師你跟他兒子交代之後，他當晚就夢到阿嬤了。」

『喔，這也可能是阿嬤牽掛的事，妳做得很好！』聽阿嬤的女兒說完這個故事，在場的人都笑了。

我們之前曾經遇到的是孫子幫阿公找到藏在天花板的私房錢。能夠讓「借」錢的人主動來還錢，真的是我們始料未及的事，也算是功德一件。（其實，就算他不還錢，以後也沒有人會知道了。）

果然，就在當天的下午，阿嬤就走了。我想，因為這個巧合，那位欠阿嬤錢的親戚，一定會遵守約定、把剩下的錢都還清吧？說不定，以後就不敢再像這樣，悄悄地向老人家「借」錢了。

阿嬤的子女在這幾天幫媽媽做了這麼多事，每年的這個時間，一家人除了悲傷以外，應該還會多了幾件有趣、溫暖的事可以回憶。

如今的醫療雖然進步，無奈的是，在加護病房裡，每 10 個病人，就有 1 至 2 人無法活著出院，面對這樣無法救治的病人，醫療人員常常很無助。無法承受這些壓力與失落的，就會選擇離開，沒有離開的人，則為了避免自己投入過多的情感，在選擇留下來時，同時選擇了冷漠。

可是，我常常在想，當我們開始學習接受、學習放下，就會學習轉念——死亡，這個在 ICU 裡看起來是「結束」的時候，轉個念，很可能就是另一個「開始」。

ICU × I see U 金句
老人家無法安詳走完最後一哩路，
可能是晚輩為了延長「不可避免的死亡」，
給予許多美其名為「治療」的枷鎖。

別讓「留一口氣回家」
成為**最後的折騰**

有時候，為了確保病人可以達成「在家裡嚥下最後一口氣」的心願，導致病人在生命最後的階段，承受更多的折磨。「純醫療」思維看似好心、要幫忙的舉動，往往忽略那個當下，家屬更需要的是情感上的支撐。

『為什麼○床的病人 AAD（指病危自動出院，也就是很多人說的留一口氣回家，現在則稱為 DAMA）的時候，是帶著升壓劑，而且還被插管？病人不是癌症末期，家屬也已經表明要讓他好好的走了嗎！』

「昨天半夜病人血壓低，家屬說要留一口氣回家，你的學長擔心病人在路上血壓、心跳『沒了』，要我們泡好升壓劑在救護車上預備著，希望盡量把血壓維持，至少撐到回家。另外，他擔心沒有插管的話，恐怕沒辦法『留一口氣』，所以出發前我們就幫他插管了。」

這是 20 年前的某個早上，我與護理師在加護病房（ICU）裡的對話。在那個安寧療護※的觀念還很薄弱、甚至多數人都忌諱談論的年代，我對於這樣的安排很不能理解。明明是已經

談好要善終的病人，卻因為家屬希望病人「留一口氣回家」，必須接受插管、使用升壓劑等延長壽命的折騰。

這麼多年過去，回頭思考這件事，發現當時學長的想法是在「醫療供給」上的協助，卻沒有想到家屬在那個時候，最需要的是「情感需求」上的支撐，或許就因為這樣的供需立場不一致，導致病人在生命最後的階段，還要接受這些折磨。

醫學上的思維可以很簡單，沒有心跳、血壓，就不可能會有呼吸。沒有呼吸，自然就無法「留一口氣回家」，所以要在回家途中，使用升壓劑來盡可能「撐著」心跳與血壓。此外，為了確保病人可以達成「在家裡嚥下最後一口氣」的心願，就需要一個保障「給氧」的通道——插管。

就是這樣的「純醫療」思維，看似好心、要幫忙的舉動，反而讓病人承受多餘的痛苦。恐怕家屬也不太了解，以為只有這樣做，才能幫助臨終的親人完成最後的心願。

Q. 什麼是『安寧療護』？

安寧療護是指針對治癒性治療沒有反應的末期病人，提供以病人和家屬的生命品質為優先考量的醫療照護，包括止痛、緩減不適等，並同時兼顧他們的心靈、情緒與人際等層面。最主要的目的是陪病人走過人生最後一段路，協助與輔導家屬接受並面對親人離世後的生活。在安寧療護的階段，優化生活品質更重於生命的延長。安寧療護並非等死或放棄治療，更不是安樂死（以加工方式提早結束病人生命）。

　　這件事時時刻刻都記在我的心裡，即使 20 多年過去了，我還是不斷在思考：我應該給予什麼樣的協助，才能幫助完成病人「留一口氣回家」的心願。（至少，家屬認為這是病人最後的心願。）

　　「醫師，我想讓爸爸留一口氣回家。」面對昏迷且插管的病人，家屬提出這樣的要求是 ICU 裡經常會面臨到的事。

　　『好，我們來思考看看，如何幫爸爸完成心願。』

　　「那就拜託你了。」

　　『但爸爸目前的心跳血壓並不是太低，這個時候就回家，可能會發生兩個問題。』我通常會以「為病人好」同時「為家屬想」的層面去說明。

　　『第一個問題是回到家、拔掉管子後，並不能預測爸爸會喘多久，可能幾分鐘、幾小時、甚至幾天。因為家裡沒有止痛、止喘的藥，只能眼睜睜看著爸爸喘，他辛苦，你們也辛苦。』我們真的遇過病人喘到家屬看不下去，又把病人從家裡送回來急診的。這樣的經驗可能會變成不好的回憶。

　　『與其這樣折騰，我會建議不妨等到心跳血壓量不到的時候，再讓爸爸帶著管子回去，或拔掉管子、戴氧氣罩回去都可以。形式上，符合了留一口氣回家的習俗，回到家之後，也不會讓他最後一段路因為喘而辛苦。』大部分家屬都是可以接受這樣子的建議。

『另一個問題則是在還有心跳血壓的時候回家（離開醫院），依照法律規定，我們就不能開立死亡證明書。必須等到爸爸心跳停止之後，你們去找衛生所的醫師到家裡去確認過，才能開立死亡證明書。這樣一來，折騰的就是家人。若能在量不到心跳血壓才離開醫院，我們就能夠直接開立死亡證明。』再這樣替家屬想，家屬的接受度又提高了。

醫療人員常常習慣用醫學來理解家屬的話，而他們需要的只是情感的對話。「留一口氣回家」既是家屬覺得要幫親人完成的心願，也是為了滿足傳統習俗上「壽終正寢」的觀念。這樣的心願和習俗可以透過一種「形式上」符合的方式、一種不必再讓病人承受更多痛苦的方式來完成，因為這個心願需要的是情感上的解法，而不是醫學上的解法。

ICU × I see U 金句

**不要用醫學專業來概括家屬的想法，
因為他們最迫切需要的是情感的對話。**

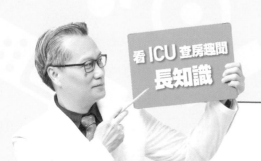

炒飯症候群

專科護理師：「陳醫師，這個病人的血液培養長出 Bacillus cereus 是什麼菌啊？」

我：『喔，這個菌跟炒飯有關係唷。』

專科護理師：「咦，所以是性傳染病囉！」

我（黑人問號）：『什麼跟什麼呀？』

專科護理師：「你不是說跟炒飯有關係嗎 ......，不就是指體液交換的意思嗎？」

我：『不是啦，是炒冷飯的炒飯，是可以吃的炒飯啦！』

對話裡提到的「Bacillus cereus」就是仙人掌桿菌。仙人掌桿菌是食物中毒很常見的原因，尤其是炒飯，所以又稱為「炒飯症候群」。當熱米飯放在室溫環境自然降溫，容易讓細菌快速增殖，尤其是喜愛孳生在米飯上的仙人掌桿菌。偏偏有很多

人都喜歡用放隔夜的「冷飯」來炒飯，說是這樣炒起來的飯才會粒粒分明。

　　仙人掌桿菌耐受力佳，而且會隨著空氣飄來飄去、沾染在食物上，食物並不會因此有腐敗或奇怪的味道，常常會被忽略。加熱久一點才能殺死仙人掌桿菌，如果加熱不夠徹底，就可能引起食物中毒，常見症狀包括腹痛、嘔吐或腹瀉。

　　因此要避免讓米飯長時間處於適合細菌生長的危險溫度帶，即 10 至 50℃ 的環境，盡量冷藏在 4℃ 以下或保溫在 65℃以上，就能夠抑制絕大多數細菌的繁殖。

　　※ 炒飯症候群主要由仙人掌桿菌的毒素所造成的。上述對話中，所造成的菌血症（細菌進入血液中）比較少見，多與管路或傷口感染有關。

用生

PART 2

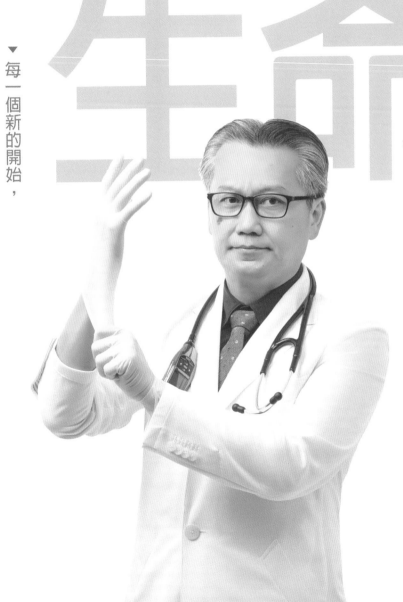

拚的
生命

命

每一個新的開始，
都可能是拚了命掙來的。

最不想成真的演練
新冠確診病人的急救

短短半個小時的時間裡，光是像我這樣站在一旁觀察的人，壓力
都已經超級大了，感受可能還不及當事人的百分之一。更何況，
這還只是一場演練而已，在急救真實上演、千鈞一髮之際，其壓
力與辛苦恐怕大到難以想像。……

再度來到負壓隔離病房，進行插管急救的演練。預設情境
是新冠肺炎（COVID-19）的「確診病人」突然發生心跳停止，
需要 CPR 急救及插管的當下。我們需要再次審視整個插管與急
救的流程（SOP），以確保病人在獲得最好的救治時，參與搶
救的醫療人員能顧及自身安全。

持續更新中的急救演練 SOP

這一次模擬的是最危急的情境，也就是醫療人員將自己暴
露在最高危險的狀況：在急救的當下，醫療人員很容易為了搶
救病人而奮不顧身，甚至因為沒有多餘的時間檢視，忽略掉自
身的安全防護。

為此，需要讓肺炎專區的醫療人員，熟悉整個急救和防護

的流程，更需要協助他們仔細檢視每一個環節，確保防護達到滴水不漏。整個演練過程不僅有即時錄影紀錄，還出動了 13 名資深的醫師、專科護理師、品管師、感控人員，在隔離房內、前室、房外，進行檢視與記錄，以利演練告一段落做檢討。

我在醫院負責「病人安全」的維護，督導「急救演練」這項業務，一般情況下，會有其他同事負責指導和擔任觀察人。但由於 COVID-19 的急救演練不僅流程大不相同，每個環節也需要更加嚴謹，我才會親自下海、擔任檢視員的角色。

這次演練參與其中的有主護護理師、護理小組長、聯絡護理師、急救醫師、麻醉醫師、麻醉護理師和呼吸治療師，總共有 7 個人。是的，你沒有看錯，一個病人的急救插管，至少就要動用到 7 名醫療人員。

雖然同樣的情境已經演練過好幾次，SOP 也修訂過幾次，我們仍然發現了可以再改進的地方。所以，當你以為 SOP 就是全部的時候，就錯了。SOP 是人訂出來的，永遠不可能完美，隨著情境的變化，一定會有思考不周的地方、一定會在事件真正發生的時候，才出現需要補強的遺漏。

和前幾次的演練比起來，這次的氣氛明顯不太一樣。之前，都是參與演練的同仁在緊張，像我這樣負責檢視和觀察的人員，還可以輕鬆以對。不過，這次演練是在傳出北部醫療院所多位醫療人員被感染新冠肺炎之後，我們被賦予要保護醫療同仁的責任就更重大了。

每一個細節都必須慎重以對

待在隔離室裡，看著年輕的護理師，穿著密不透風的防護裝備，跪在床上做 CPR，一下、一下用力的壓著模擬病人的胸骨。下壓的速度比牆上時鐘秒針移動的速度，還要快上一倍。不用多久，她就已經面紅耳赤、汗流浹背了。

時間一分一秒的過去，演練還在持續著，CPR 還在進行著。她孤獨的、擔心的等待著門外的醫師和護理小組長，還有聽到急救廣播趕過來的麻醉科醫師、麻醉護理師……，等待著他們穿戴好防護裝備，進來救援。等待的時間，竟然是如此的漫長。看著她臉上流下的汗水，絲毫不敢停下的雙手。在隔離室內的幾位檢視員互看不語，這次演練的感覺真的特別沉重。

我在想，這如果是真實發生的急救事件，她應該要有多強大的勇氣，才能撐過這段一邊進行急救、一邊等待救兵來的漫長時間。想著想著，我眼淚就不自覺的流下來了。

病房外面的救兵也不能鬆懈，他們正忙著穿戴防護裝備，在還沒穿戴完整之前，就馬上衝進負壓隔離病房，那是極度危險的舉動。每一次演練的過程，光是穿好防護裝備，最快也要花上 5 至 7 分鐘的時間，還要再配上 PAPR（動力濾淨式呼吸防護具）。

後續醫師和小組長進來跟主護護理師替換。幾個人隔著口罩和層層防護裝備，在一一核對急救步驟和給藥醫囑時，說話說得格外費力。接著，麻醉科醫師和麻醉護理師帶著影像輔助

插管設備加入急救行列，熟練地完成插管的程序。終於，模擬病人恢復了心跳和脈搏，呼吸治療師推來呼吸器，完成「接機」和設定。大家依續離開隔離室，留下醫師和主護護理師。

演練還沒有結束。在前室脫下防護裝備是最危險的步驟，因為防護衣、頭罩、手套等，可能都已經沾滿了新冠病毒，一不小心就會讓自己的身體被汙染。穿再快至少要 5 分鐘，脫則得花上 2 至 3 倍的時間（至少 10 分鐘起跳），絕對不是被口水噴到，出去換個隔離衣、就可以馬上再進來這麼簡單。

搶救生命的前線人員最需要的是 ...

身為檢視員的我們，必須仔細留意執行者的每一個步驟和動作，觀察有沒有哪一個是會讓他們暴露在危險之中，還要思考有沒有可以改進的地方。好比這次急救的過程，小組長防護頭罩裡面的頭套，滑了下來，遮住了眼睛，導致她只能透過小小縫隙來看外面的世界，我們就必須討論如何預防相同的事再發生。

大約半小時的演練總算結束了。每次演習結束，都會針對過程做回饋與建議，這次我是請廖醫師主持。廖醫師一開口就很感性的謝謝參與演練的醫療人員，並特別感謝肺炎專區的同仁的付出，也為他們加油打氣。

接下來，大家就針對觀察與建議做回饋。這個討論非常正向，每個參與的人都知道，檢視員不是來「挑毛病」的，而是

來協助大家把防護做得更好。

當有人動不動就說醫療人員沒有遵守 SOP、怎麼不用心做好防護的時候，他可曾經想過，醫療人員是如何慎重看待「救人」這件事、如何自律與自我要求？

在這麼危急的情況之下、這麼大的壓力之下，醫療人員不僅要搶救病人，還要顧及自身和夥伴的安全。短短半個小時的時間裡，光是像我這樣站在一旁觀察的人，壓力都已經超級大了，感受可能還不及當事人的百分之一。更何況，這還只是一場演練而已，在急救真實上演、千鈞一髮之際，其壓力與辛苦恐怕大到難以想像。

這個世界從來就不缺動口批評、講風涼話的人，最缺的是，捲起袖子、動手做的人。這些在前線搶救生命的醫療人員，需要的是多一點了解，多一點鼓勵，少一點責備，少一點酸言酸語或馬後砲，尤其是你根本不知道，醫療人員是如何冒著生命危險在做這些事的時候。

ICU × I see U　金句

這世界從來不缺講風涼話的人，
尤其是你可能不知道，
多少人冒著生命危險在「救人」時。

懷孕**未滿 3 個月**...
要說，還是不要說？

在懷孕前 3 個月，很多孕婦會被告知「不能公布喜訊」，否則就會怎樣怎樣。明明是個好消息（通常是），卻得刻意裝傻與隱瞞。我自己是不管那些犯什麼禁忌而「能不能」說的，我要考量的是孕婦本身「要不要」說、「想不想」說。

還沒當媽媽時，金太座曾經是護理師。為了上班要避開危險，包括「躲」X 光、接觸到需要做核子醫學檢查或治療的病人、搬重物、上夜班......，所以從驗到「2 條線」的那一刻起，我們就開始「詔告天下」了。因為趁早「放出消息」，同事多半會互相體諒與幫忙。

其實，我跟太座都清楚知道，胎兒在 3 個月以前還處於很不穩定的狀態，懷孕 3 個月內流產也是常有的事。我自己是不管那些犯什麼禁忌而「能不能」說的，我考量的是孕婦本身「要不要」說、「想不想」說而已。

在我看來，太早說的壞處是：萬一流產了、大家不知情，就會一直被問「現在幾周了啊？」「怎麼肚子還不明顯呀？」

「預產期是什麼時候？」所以我個人的習慣是，即使之前就知道同事懷孕的消息，不到肚子非常明顯的時候，我是不會主動關心的。

記得金太座第 1 次懷孕，詔告天下沒多久、滿 7 周時，我們滿心期待去婦產科掃超音波。結果，胎兒沒有心跳了。我們都非常難過，太座更是。

當然，不免要經歷一段「現在幾周了啊？」「怎麼肚子還不明顯呀？」「預產期是什麼時候？」的問候，或最讓人難過的是「妳已經生完了嗎？身材恢復得可真快啊！」

很多人可能不知道，要忍痛吐出「流產了」這 3 個字，真的是心如刀割。旁人以為的關心，反而變成二度傷害的利刃，劃在已經受傷的心上。

然而，這樣的情境太座歷經了好幾次，一次又一次的失望，一次又一次的回答「流產了」。第 2 次是「空包彈」——Blighted Ovum，也就是所謂的「萎縮卵」，胎兒停止發育了。第 3 次是有聽到心跳了，但開心沒幾周，某一天就流血了。兒子虎虎是太座懷孕第 4 次才生下來的。

剛懷上虎虎時，我們都沒有再「主動」對外說了，到了第 7 周的時候，也沒有馬上去掃超音波，而是再多等了好幾周，確定沒有出血，才去看婦產科。因為我們都很害怕太早知道，會再度希望落空。這一次，是等太座肚子隆起，自然顯現出來，

有人問了再說。

　　我想談的不是「能不能」說，而是「要不要」說，因為任何人懷孕都屬於個人的隱私。無意中知道別人懷孕，拜託在心裡祝福就好，千萬不要幫人家公開（就算要公開，也應該是當事人自己公開），請尊重孕婦自己「要」公開或「不要」公開的選擇。

　　懷孕有其不確定性，孕婦本身的心理壓力也很大（尤其是高齡孕婦）。就算孕婦自己在未滿3個月時公開，萬一發生流產了，也不會是太早公開的關係。把責任都推給「太早說」，會造成孕婦的內疚與自責。

　　除了懷孕期間的問候，產後有些婆婆媽媽的問題，或者說以過來人的角度「提議」，也讓人感到很反感：
　　「你們基因這麼好，應該要多生幾個吧？」
　　「你們有能力養，怎麼不多生幾個啊？」
　　「要給虎虎添個弟弟或妹妹，他才會有伴呀！」……

　　奇怪，要不要生、要生幾個，都是夫妻兩個人的事，輪不到其他人來指指點點、亂給建議。尤其是你可能不知道，別人曾經經歷過多少可怕的事。我自己雖然很想再生一個，但是一想到太座的經歷，我只能尊重她的決定。

　　「我問你喔，孕婦會流產，是卵子的問題，還是精子的問題啊？」有一天晚上，太座突然問我這個問題。

087

『這個問題是妳自己要問的，還是妳有朋友在問啊......，其實，卵子和精子都有可能。』

「你還記得嗎？差不多在 10 年前吧，我第 2 次流產的時候，我當時有問婦產科醫師這個問題，他告訴我：流產是卵子的問題。但回家之後，你卻告訴我，精子和卵子都有可能，並不能完全歸咎到其中一方......。」

「那時，你是不想讓我難過與自責，想要安慰我，才故意這麼說的吧，現在可以老實跟我說了。」

『哈哈，我都忘記這件事了，不過，我剛剛已經回答妳了，那就是實話。』我給太座一個擁抱，我們相望而笑了。

任何一位失落的媽媽問我，我一定都會是這個答案。這對我而言，就是一個標準答案，因為這並不只是一個醫學問題，所以不需要一個醫學的答案。

太座還提到她第 3 次流產的事。她繼續考驗我的記憶，問我記不記得那次發現出血、我帶她去急診的時候，那位醫師一邊掃超音波，一邊說的話。

「那位醫師說：妳確定妳是真的有懷孕嗎？超音波根本沒有看到胚胎啊！」太座告訴我，她當時很氣很氣，強忍著情緒，不讓眼淚流下來。我不記得這件事了。但太座說她大概一輩子都不會忘記。

　　病歷明明會記錄上次門診的驗孕記錄，沒看沒關係，但是這一句話、這樣的話，真的不應該說。無論健保給付多麼無理、醫療環境多麼血汗、同理心多麼不值錢，都不應該阻礙「我要成為一位有溫度的醫師」的藉口。

　　一句無心的話，可能會造成人家一輩子的內疚和自責。我時刻都在提醒自己，「無論在什麼位子，我們都可以選擇，當一個更有溫度的人」。我當然不能要求別人也這麼做，我只能要求我自己，並試著影響那些認同我的人。

089

ICU × I see U 金句

要不要生、要生幾個，
都是夫妻自己的事，
輪不到別人指指點點。
因為你可能不知道，
他們經歷過多少可怕的事。

無法救治的當下
一個不結束的決定

意外發生那天，正好是他生日，媽媽在急診醫師說明病情後，就幫他做出這個決定、替他圓最後心願——器官捐贈。術前，協調師在耳邊告訴他，他的器官會幫助那些長年受到病痛折磨的人，而這些「重生」的人與家庭，會把祝福帶到不同的角落。

「陳醫師，病人要被摘取的器官和他的死因有關嗎？」

『無關。』我謹慎地回應檢察官的提問。

雖然有過幾次這樣的經驗，但在這個小小的會議室裡，面對著檢察官、書記官、法醫、兩位員警，等著書記官輸入我個人資料時的寂靜，仍然讓人感到些許緊張，忍不住深吸一口氣。

其實，這個會議已經是整個器官捐贈「前置作業」的最後一步了。我清楚知道，在我回答完檢察官這個簡單的問題後，明天一大早，就能幫病人完成心願了。

稍早，病人已經完成了兩次「腦死判定」，透過各種測試皆顯示腦幹功能的反射消失了。即使處於一個嚴苛的條件之下（血液中的二氧化碳濃度大於 $60mmHg$），病人依然一動也不動，一個微微地吸氣動作也沒有。

這幾天做足了準備，就是為了讓他順利通過這兩次的「器捐資格考」。還好，他沒有讓我們漏氣：過程中，血壓和血氧都沒有下降。

『我們需要一些時間來完成病人最後的心願，維持好一點的血壓和氧氣，以順利撐過腦死判定（腦判）的嚴峻考驗，也能讓他身上的器官保持在更好的狀態。如此一來，受贈者獲得的器官功能會更理想。』

原本阿嬤是希望病人趕快完成器官捐贈，因為她不忍心看著孫子插著管子，多躺一天都捨不得。後來，我向媽媽說明，並請媽媽這樣轉告阿嬤。媽媽點頭表示理解。

再次回到加護病房，我和媽媽約好隔天上午 7 點半見面。我也告訴她，如果在此之前、想看兒子的時候，晚上隨時可以過來陪陪他。

這次的腦判比原訂的時間晚了一天。因為在腦判的前一天，病人出現了些微「瞳孔反射」，若瞳孔對光仍有反應，就無法符合腦死判定。

『病人是不是還有什麼心願還沒有完成的？是不是放心不下媽媽呢？』我想，應該是。當哥哥、姐姐告訴他不用擔心，他們會好好照顧媽媽的那個晚上，他的「瞳孔反射」就再次消失了，或許是比較放心了。

病人的媽媽即使很不捨，卻能在急診醫師告訴媽媽病情的時候，就幫他做出這個決定——器官捐贈，相當不容易。

有護理師問我，很多當媽媽的，在子女發生這樣的事情時，都需要好些時間才能接受「無法救治」的事實，然後才能轉念，然後才會考慮做器官捐贈，有些則永遠無法轉念，一輩子活在悲傷、自責、甚至憤怒當中。她很好奇病人的媽媽是如何辦到的。

毫無疑問的，這是一位母親的愛。

我看得出來，這位媽媽的決定是出於愛。或許平日病人有跟她提過這件事，或許她自己有思考過這個問題。另外，或許因為家庭環境、個人經歷的關係，讓她很認命，早有面對「無常」的準備。還有，她不忍心讓兒子受苦了。最重要的是，她必須很勇敢、很堅強，才做得出這個決定。

『我們會先觀察至少 3 天，看看腦幹的功能是不是都沒辦法再恢復了。如果是的話，我們一定會盡全力幫助你們完成這個心願。』我這樣告訴媽媽。

『如果做出器官捐贈這個決定，面對到其他親友的不同意見，就請他們全部來一趟醫院，我會一一跟他們說明。』我是想要提醒她，需要我出馬時，請不要客氣。這是為了避免家屬承受來自親戚朋友的壓力，尤其是那些對器官捐贈不了解的親戚朋友。

這是多數家屬在評估或決定器捐時會遇到的事。在此，我想要呼籲每一個人，聽到身邊有人要「器捐」的時候，請給予支持、祝福與感謝。不要用自己對「器捐」不了解當藉口，對別人行善的大愛「指指點點」。

早上 7 點鐘，距離約定的時間還有半小時，我先來 ICU 看看病人，確定整個晚上的血壓和血氧都不錯，護理師已經協助梳理整齊了。看著他從容、淡定的樣子，也是位帥哥，真的很惋惜。到了 7 點半，媽媽、哥哥、姐姐、協調師、社工師都來了，大家一一與他道別。

醫療團隊陪著病人和家屬來到手術室門口，停了下來，讓家屬再次完成「道謝、道愛、道歉、道別」的「四道人生」。病人的媽媽和姐姐再三叮嚀，請他安心。協調師也在耳邊感謝他的大愛，並讓他知道他的器官將幫助那些長年受到病痛折磨的人。每次到了這個時刻，我都很難克制自己的淚水。最後，醫療人員一起向捐贈者和家屬鞠躬致意。

手術室的門打開了，裡頭是另一組醫護同事，他們已經列隊在準備交接了。

協調師告訴我一件非常巧合的事。原來，兩年前的這天，她是把另外一位捐贈者送進開刀房。我常常說，器捐協調師所做的工作，不只是「生死接線員」，也是「器官媒人婆」，只為了幫器官捐贈者的器官找到好的「歸宿」，讓生命可以用另一種形式延續下去，讓愛可以在不同地方傳遞開來。

死亡，對於很多人來說，或許就只是一個結束。但對於器官捐贈者來說，卻是另一個「不結束」的開始，祂所留下的器官，將會在未來的日子裡，協助好幾個人、好幾個家庭獲得「重生」的機會。

其實，這個故事的捐贈者發生意外的那天，正好是他自己的生日，也是母難日。明年這個日子，一個原本會讓媽媽傷心欲絕的日子，卻能因為捐贈者的大愛、媽媽的勇敢與堅強，多了好幾個人與家庭可以感恩自己的重生。我相信，受贈者會把這樣的祝福帶到不同的角落，也將更珍惜這份溫暖，將這樣的愛化為「善的循環」。

ICU × I see U 金句

器捐協調師會幫器官找到好「歸宿」，
讓生命用另一種形式延續下去，
讓愛在不同的地方逐漸傳遞開來。

不該被遺忘的時刻
用生命拚的生命

『你知道嗎？太太生小孩，就是拿生命去拚的！』先生點點頭。
看著他潰堤的眼淚，我也有點哽咽。病人是一位高齡產婦，一看
到她之前流產的次數，就知道為了迎接這個孩子，她經歷了多少。
我得讓先生牢牢記住：女人生產，是用命去拚的！

凌晨十二點半，才剛剛入睡，就被簡訊吵醒，是一封 ICU
「控床」醫師，經由電腦系統發出的「訂床」簡訊，好讓我知
道，待會兒會有新病人要住進 ICU。

我看了一下床號，不是從急診進來的，不是從病房下來的。
床號寫的是「LR」，也就是 Labor Room（產房的縮寫），表示
即將進來的是一位產婦。

從訂床到產房處理完、再進來 ICU，通常已經是好幾個小
時以後的事情。如果不是太危急的情形，ICU 的值班醫師就可
以處理得來，護理 Leader（小組長）則會在早上 6 至 7 點時傳
呼給我，告知病人的狀況。如果是比較緊急的情形，病人一進
來 ICU，護理 Leader 就會馬上打電話給我了。

　　一年之中，很偶爾才會有產婦住進來 ICU，大概兩隻手的手指頭就數得完。少歸少，印象卻都非常深刻，因為有時候會很「慘烈」。

　　看完訊息後，我就準備先睡了，畢竟此時打電話去 ICU，護理 Leader 也不會知道是什麼樣的病人。想睡歸想睡，腦中還是閃過幾個可能的診斷：

診斷 1 子癲前症（以前稱為妊娠毒血症）

　　這是孕婦在懷孕中後期的一種合併症，包括有高血壓、蛋白尿、腎功能異常、肺水腫、肝功能異常等情形，如果影響到腦部，發生癲癇（抽搐），就是「子癲症」。

診斷 2 羊水栓塞

　　這個情況雖然罕見，卻是產婦和產科醫師的惡夢。羊水栓塞指的是因為生產時的羊水、胎盤組織進入母體，引發「免疫風暴」，導致產婦心肺衰竭、意識喪失、瀰漫性血管內凝血異常等情形，致死率很高。

診斷 3 產後大出血

　　產後大出血的因素很多，可能是子宮收縮無力、產傷與撕裂傷（包括子宮裂傷、子宮頸裂傷、會陰裂傷等）、胎盤碎片殘留（這會影響子宮的正常收縮）、凝血功能異常等，以上都可能造成出血。

由於不知道病人何時會轉入 ICU，我睡得也不是很安穩。再次睜開眼睛時，看看手錶，已經早上 5 點多了。反正睡得不安穩，盥洗之後，就直接去醫院了。

病人是一位高齡產婦。一看到她之前的流產次數，就知道這個孩子的到來，肯定是一個非常辛苦的過程——這孩子得來不易。（此刻，也不自覺地想起金太座的辛苦。）

產婦會被送來 ICU，原來是因為產後大出血，還發生了「心跳停止」的情況。所幸經過幾分鐘的 CPR、插管，就恢復心跳和血壓了。更難得的是，人也清醒了。

『病人現在還在出血嗎？』
「止住了，血紅素也沒有再掉了。」

『那目前子宮收縮的情況還好嗎？』
「還好，產科醫師剛有來看過。」

『升壓劑開始調降，測一下呼吸器脫離指標。』
「好！」

真的好險啊，雖然她一度心跳停止，但是在急救以後，很快地就回復心跳，而且人有清醒。之前也有遇過類似的情形，要是出現「瀰漫性血管內凝血異常」的話，血就會一直止不住，狀況可能就不會太樂觀。

097

『○小姐，我是加護病房的陳醫師。請放心，小 baby 現在很平安。』我想，她此時此刻最掛念的應該是孩子，更甚於自己吧。

『等一下妳先生過來時，會用手機讓妳看看小 baby。喉嚨會痛的話，請讓我們知道，我們會給妳止痛的藥。現在，我們會來評估看看，能不能幫妳拔管。』病人嘴裡插著管子、無法回應，但從她的眼神，可以知道她有把我的話聽進去。

『你是○小姐的先生？』
「是。」他看起來有些慌張。

但是，沒有像之前遇過的一些家屬那樣，劈頭就質問醫療人員「怎麼會發生這種事？」「人好好的來，怎麼會心跳停止？」「不過是生個小孩，怎麼會 ...... ？」

即使他真的這麼說，我也是可以理解的，因為家屬就是擔心、就是不了解啊。沒有這麼說，表示他自己也知道生產的風險，也代表產科醫師的醫病關係不錯，彼此之間是存在信任感的。同時，先生應該是個知道感恩的人。

『你知道嗎？太太生小孩，就是拿生命去拚的！』他微微點頭，眼眶紅紅的。我拉著他的手，去握他太太的手。

『要好好感謝你的太太，以後要好好的對待她。』看著他的眼淚潰堤，我自己也講得有點哽咽。

一旁的護理師大概覺得我很壞心，幹嘛把人家弄哭啦。可是，我是真的覺得這是最重要的時刻，一定要讓他牢牢的記住「女人生產，真的是用命去拚的」。如果公公、婆婆有過來，我一定還會再講一遍。（有金粉提醒我，以後要記得說：每年這個時候，記得要送一個「包」來安太座。當然，可不是什麼菜包或肉包喔！）

少睡幾個小時，能夠看到病人有好的結果，也很欣慰。良好的醫療團隊合作，和醫病間的彼此信任，在這種危急時刻，顯得格外的珍貴。

懷孕不簡單、生小孩不容易、接生也很不容易，遇到任何不在預料之中的問題，都是大家所不樂見的，唯有彼此信任、不猜忌、不指責、一起面對，才會有好的結果。生小孩如此，面對疫情時，更是如此。

ICU × I see U 金句

醫療團隊合作與醫病彼此信任，
在危急時刻顯得格外珍貴，
生小孩如此，面對疫情也是如此。

疫情下的意外人生
那些**期待被失去的記憶**

他的成長過程並不順遂，加上求學和工作遭遇的挫折，年紀很輕就因為情緒障礙和自我照顧能力的問題，住進長照機構，如今打疫苗後血栓被送來醫院，對於要不要手術，媽媽很猶豫，她本來就無法照顧兒子，萬一手術後恢復不好，恐怕就更難了。……

「11 床○ M. R/O VITT with ICH, E4V5M5, 右 4 左 2-3」我人才剛躺下、準備要睡，就收到這則簡訊。看了之後，我整個人嚇到跳了起來！

睡前的 3 個驚嚇與 9 通電話

第一個驚嚇是「VITT[※]」。這個簡寫是「疫苗引起之免疫血栓性血小板低下症」的意思，也是新冠疫情期間，很多人一直在討論的打疫苗後造成的血栓問題。

第二個驚嚇是「ICH」。這個簡寫指的是病人已經發生「腦出血」了，而且左側還伴隨肢體無力的情況（表示是發生在右大腦的出血）。

^Q 什麼是『VITT』？

VITT（疫苗引起之免疫血栓性血小板低下症）是指施打 AZ 或嬌生這類型以腺病毒為載體設計的新冠疫苗後，所發生的罕見靜脈血栓，這會影響到腦部靜脈竇、肺動脈、腹腔內靜脈，並經常同時合併發生血小板低下症、凝血異常，嚴重的話，會導致腦出血甚至是死亡。VITT 的發生機率很低，約只有十萬分之一，大部分發生在注射疫苗後的 5 至 30 天內。

第三個驚嚇是「○ M」。從○顯示的數字，可以得知這是一位年輕男性病人。腦海中第一時間浮現的是：他是醫師、護理師，還是歸納在第一類至第三類、防範疫情的相關前線人員？因為在當時那個期間，一般民眾只開放到 75 歲以上才能施打。他這麼年輕，怎麼會已經打了疫苗了呢？

越想越驚嚇。心跳加速，心中充滿疑問，我馬上打了**第一通電話**回 ICU，想問個詳細。原來，這位病人是住在長照機構裡，因為已經開放長照機構的住民施打，所以他才會這麼年輕就打疫苗了。稍微釐清一下身分之後，我還想盡可能多了解一點狀況。

『MRI（腦部核磁共振）有看到腦靜脈竇有血栓嗎？』
「MRI 已經安排了，但還沒做。」

『那 CT（電腦斷層掃描）有看到血栓嗎？』
「報告裡好像有提到。」

『是哪一位急診醫師看的？我打電話找他討論。』

「是○○○醫師。」

我打了**第二通電話**給負責診療的急診醫師。電話裡，總算確定了病人的出血部位、血量大小、左側肢體無力，也知道病人本身沒有自體免疫疾病。

血栓是在打完疫苗後第 13 天發生的，時間上是符合的。有頭痛、頭暈、嘔吐，躺下時比較嚴重，症狀上是符合的。透過抽血檢驗血小板、D-Dimer、Fibrinogen 等數值，確認凝血功能異常，也是符合的。各項資訊都符合「VITT」的情況。

『那 CTA（腦部斷層掃描血管攝影）有看到血栓嗎？』

「這個我有跟放射科值班住院醫師討論過，沒有看到。」

『類固醇、IVIG（靜脈注射免疫球蛋白）用了嗎？』

「還沒有！」

和急診醫師道謝後，掛上電話。我還在猶豫要不要打**第三通電話**，給放射科的崔醫師，他是我的好朋友，但是已經很晚了，我擔心他已經睡了，可是又想盡快確認診斷，這樣才可以盡早開始治療。我的心裡很是掙扎，所以想說先傳個Line給他，看看有沒有「已讀」。

等待崔醫師回覆的同時，我再次打了**第四通電話**回去ICU。交代值班醫護同仁先給類固醇、輸冷凍沉澱品（Cryoprecipitate，

含凝血因子，可用於止血），至於免疫球蛋白不得不先緩緩，因為太貴了（整個療程下來可能需要 30 幾萬），所以要和放射科確認可行性有多高，才能決定要不要使用。

當然，我也可以等到明天早上進醫院、再來和放射科討論。但是，這就是 ICU 醫師的無奈，總是 24 小時掛心著病人，晚 8 個小時做決策，病人就晚 8 個小時開始接受治療。只好經常運用人情，在三更半夜請求好朋友的幫忙。

『崔醫師，方便通個電話嗎？』一看到傳給崔醫師的 Line 訊息旁出現「已讀」兩個字，我馬上又傳了第二則訊息給他。

「可以！」得到崔醫師的應允後，我趕緊撥了**第五通電話**，請他幫忙看一下病人的 CT（斷層掃描）。他說，很確定就是有腦靜脈竇的血栓。

『好的，那我先直接給免疫球蛋白（IVIG），就不等明天的 MRI（核磁共振）檢查結果了。』

然後，我打了**第六通電話**到 ICU。因為在開始打免疫球蛋白（IVIG）前，還有幾件事需要確認。這通電話不僅要確認有通報感控，也得知感控將於明天早上抽血檢驗 PF4 抗體，另外，透過神經學檢查與神經外科醫師評估，知道暫時還不需要動手術。最後，我請同事詢問檢驗科與感控，能不能先把原訂明天早上要驗的血抽起來。

掛上電話，我隨即上疾管署網站查詢有關免疫球蛋白使用劑量的資訊。又過了 10 多分鐘，我打了**第七通電話**到 ICU 詢問結果。

「檢驗科說血可以先抽。」

『好，那血抽好之後，就可以來打免疫球蛋白了。我會請值班醫師開 Order（開立醫囑）。』

第八通電話是打給 ICU 的值班醫師。我向他交代了剛剛和急診科、放射科醫師討論的內容，並交代了免疫球蛋白的劑量。同時，提醒他留意一些事。

『你有跟病人媽媽提到，隨時可能插管和手術嗎？』

「有。不過，他媽媽對於插管似乎還有疑慮 ......。」

『這是緊急救命的事，畢竟他還那麼年輕，又是一個可以治療的疾病，沒有什麼不插管的理由。插管的目的是要先爭取時間，即使預後不好，還能再討論。』病人媽媽的疑慮，也讓我感到很疑慮。

第九通電話，我再度打回 ICU，交代明天早上需要加抽的血。然後特別叮嚀，一旦病人情況有任何變化，都要馬上通知我。

打完這通電話，已經過了半夜十二點，又是新的一天。好不容易躺上床，卻一整夜輾轉難眠，早上五點多就起來了。想說就提早去醫院算了，反正睡也睡不安穩。

又是一個自動升等的 VIP —— 最緊急的情況

當天早上的 ICU 晨會，在疫情期間都是用視訊方式進行的。我向 ICU 其他醫師報告了這個個案，大家都認同 VITT 這個診斷和使用免疫球蛋白的治療方式。然而，一個疑問把我拉回現實——「家屬有同意自費治療嗎？」

『蛤？難道這個健保沒有給付嗎？』
「沒有。」

『那疾管署總有公費使用吧？』畢竟都診斷是 VITT 了。
「得請家屬先自費，認定和疫苗有關，才會退款。」

『啊！我已經先用了，而且以病人的家境也負擔不起。』
「上次北部某醫院病人就是因為要先自費 70 萬，覺得很不合理，還登上媒體版面，後來還是衛生局加快『預防接種受害救濟』申請才平息的。」……

免疫球蛋白是疾管署治療指引上建議要使用的，昨天情況如此危急，也是應該要先用的，如果回頭請家屬「追認」自費，恐怕會引起不滿。我估計，家屬對於打疫苗後造成不良反應，卻還要他們自費藥物治療，一定也無法接受。

於是，我請示了醫院的副院長，他指示「與南區指揮官討論，看能不能用 CDC 公費或健保，如果真的不行，就請社服部協助，應該不至於要家屬付錢。」得到一個還能接受的建議後，我就趕去 ICU 查房了。

『PF4 抗體檢驗送了嗎？』
「已經送去檢驗科了。」

『神經學變化如何？』
「人清醒，但右邊瞳孔放大，對光無反應。」

『IVIG（免疫球蛋白）打完了嗎？』
「打完了。」

『這樣是多少錢？』
「16 萬！」

嗯，免疫球蛋白還要再打一天，總共就是 32 萬。我是真的很希望這樣的治療能對病人有所幫助，至於錢的話，如果被健保核刪，就再來想辦法申覆吧。

「神經外科說，等你跟家屬談完，真的要開刀的話，他想要把血小板補到 10 萬。」

『現在不能補血小板。補血小板的話，會惡化血栓，如果有肺動脈栓塞的話，可能還沒有手術，就會猝死了，但可以先補 Cryo（冷凍沉澱品）。跟神外說，我們會備著血小板，術中真的止不了血、有生命危險的時候，再來輸。』

「病人 11 點要做核磁共振（MRI）。」

『好，我先向他媽媽說明以後，再下去做核磁共振。他可能隨時要插管，我陪他下去檢查。』

陪病人去做檢查的好處是，可以第一時間知道檢查結果：右大腦出血已經擴大，的確是腦靜脈竇栓塞合併腦出血，同時發現左側大腦也有幾處分散的小梗塞，原來左側大腦也有靜脈竇栓塞，而且因為靜脈回流受阻而腫漲。

心想，這個情況是一定要手術了，我在 MRI 室直接和神經外科醫師聯絡與說明。另外，我拜託放射技師的組長，讓我在隔壁安插一個肺部斷層血管攝影。

一般來說，病人病況危急的時候，通常都可以這樣「插隊」，不只是賣我人情，而是他們了解這種危急性。所以說，在醫院裡不需要關說或拜託，只要病情夠嚴重，就會自動被升級為「VIP」。

檢查做完，果真有肺動脈栓塞。看到這裡，大概心裡有數，這是一個高死亡風險的情況。疫苗造成的血栓，八九不離十了。從檢查室回到加護病房後，病人的左手和左腳已經完全不能動了。我們趕緊幫病人插管，並安排最緊急的手術。

明明是救命的機會卻猶豫不決

我向病人的母親說明情況的危急性及開刀的必要性。但是，母親遲遲無法做決定。於是，我再透過電話分別向病人的父親、哥哥及弟弟做說明，因為已經無法等到他們過來醫院了。父親說，交由母親決定。哥哥和弟弟則表示，要和母親討論過後才能決定。

　　母親向外科醫師表示，她擔心病人之後會長期臥床，會有照護上的問題。神經外科醫師則向母親表示，開刀是為了救命，依病人目前半邊無法動彈的狀況，無論開刀與否，以後都有很高的機率會長期臥床，需要長期照護。

　　我看得出來母親的猶豫，也看得出來外科醫師的擔心。

　　若開刀或不開刀的結果都是長期臥床，的確醫師與家屬都可能偏向「保守」的治療方式。但通常在這樣的年紀（很年輕）、在這麼緊急的狀況，家屬多半是很快就決定要手術的，很少會碰到還要考慮或還要討論的情況。

　　專科護理師讓我看了病人過去住院的病史。他叫阿全（化名），父母在他很小的時候就離異了，他的成長過程並不順遂，母親為了家計而忙於工作，疏於對他的照顧與關懷，加上在求學和工作階段遭遇到不少挫折，後來因為情緒障礙和自我照顧能力的問題，年紀很輕就住進了長照機構。

　　我似乎稍微可以理解媽媽心裡頭的掙扎，她本來就無法照顧這個兒子了，萬一手術之後，存活了卻沒有清醒，變成所謂的「植物人」，或清醒了卻癱瘓（半邊肢體無法活動，甚或更嚴重的情況），恐怕就更難照顧了。如果家屬都討論過了，都有這樣的共識（保守治療），外科醫師是會尊重的，畢竟，每個家庭都有自己的為難之處。

　　但我想到的是，如果不手術，這位媽媽可能會遺憾一輩子。

她可能會自責沒有把孩子照顧好、沒有為孩子拚看看。

我和外科醫師說明我的想法，告訴他，我們應該去拚這次的手術，但要設定一個停損點：手術後，若可以維持生命、但沒有清醒的話，再轉成比較保守的治療，也算救了這位媽媽。

外科醫師同意了。而且我們大膽決定將兩側頭顱都鋸開，因為病人雙側都有血栓，另一則也隨時可能會出血，另一個目的則是避免開完一側後，情況惡化要再開第二次時，媽媽可能又會再猶豫。

「我們盡力了！」隔天早上，遇到滿臉疲憊的外科醫師。這臺刀，開了很久，因為很難止血。最終，還是不得已輸了血小板，即使知道這可能讓血栓惡化，可是不輸，又止不了血、下不了手術臺，甚至無法維持生命。我了解外科醫師做這個決定時的為難。

「就看他的造化了，希望結果不是他媽媽所擔心的那樣（植物人），這是他媽媽最擔心的事。」外科醫師說。

『感謝您的幫忙。請放心，萬一結果真的不好，我們也不會讓阿全一直辛苦下去。』我由衷向外科醫師致謝。

從「已讀不回」到「我要吃牛排！」

到了加護病房的會客時間，我決定先向其他床家屬說明病情，最後再來找阿全的媽媽，因為需要花上比較多的時間。走

到阿全的床邊，我被眼前的景象嚇到了——媽媽跪在床邊。護理師看到我來要叫她，我示意護理師不要打斷她，我可以等她結束後再過來。

阿全的媽媽每天會客時間都會準時來，就會像這樣，自己默默的跪在床邊禱告，每次一跪就是半小時，既是為孩子祈福，也是在療癒她自己。

『我覺得妳做的決定是對的，如果沒有開刀，妳將來會遺憾的。我們為阿全做最大的努力，剩下的就交給上帝。』我看了看她手中的聖經這樣說。

「陳醫師，真的很謝謝你。若之後情況真的不好，我也不希望阿全太痛苦。」

『好。』簡短的回答再加上眼神的交流，我似乎更清楚知道媽媽的想法與感受了。

術後已經三天了，阿全的病況依然非常不穩定，凝血功能很差、血小板很低，而且腦部越來越腫脹，腦壓也很高，再做電腦斷層掃描，果然左側也出血了。慶幸的是，一開始就決定把兩邊顱骨都打開，要不然這個節骨眼，肯定會為了要不要再開另一邊而猶豫。

「唉，還是要請家屬做最壞的打算。」外科醫師每天來查房的時候，看著眼前依舊昏迷不醒、瞳孔對光沒有反應的阿全，很是感嘆。

『沒關係，我們都盡力了。媽媽已經有最壞的打算，她有說，如果真的無法救治，也不想讓病人太痛苦。開這個刀是對的，我們大家都不會留下遺憾。』我試著安慰正在嘆氣的外科醫師。

不過，病情確實有些膠著。我們大膽嘗試加上抗凝血劑的治療，反正不會再更壞了，當然，也有討論要不要使用比較沒有定論的血漿置換術。

幾天後，阿全的病況稍微穩定，瞳孔對光有反應了。雖然偶爾會張開眼睛，但是仍然無法對外界有回應，這樣的「無意識張眼」還是算昏迷狀態。阿全除了右腳稍微會動，其餘三肢仍是完全不能動的。

「唉，這樣的情況就是他媽媽最不樂見的事。」每一天，依然聽到外科醫師這樣的感嘆。

「醫師，真的謝謝你們，無論結果如何，我都很謝謝你們。阿全已經很久沒有這樣靜靜的聽我講話了。」每一天，阿全的媽媽依然跪在他的病床邊禱告半小時，再幫他擦擦臉、按摩手腳、輕聲的在阿全耳邊說話。

兩個星期過去了，阿全右邊手腳的力氣又進步一些了，開始有一些回應了，只是無論跟他說什麼，他都只會搖頭。還有，他通過了呼吸器脫離的測試，可以準備拔管了。

　　拔管的當天早上，我和阿全的媽媽說明，雖然阿全通過了「考試」，但還是有大約兩成的機率，病人在拔管之後「耐力」不足，無法咳痰或無法維持氧氣，那麼，就隨時要把管子再插回去。

　　拔管後的那個下午，我看到幾個護理師圍在阿全的床邊，七嘴八舌的像在談論著什麼。我走了過去。

　　「阿全會說話了耶！」主護很興奮的跟我說。

　　『怎麼可能？他早上還只會搖頭。』我無法置信。

　　「不信的話，我們問給你看喔。阿全，你跟陳醫師說，你最想要吃什麼東西？」

　　「我——要——吃——牛——排——。」

期待某些記憶被消失的真正重生

　　這幾個字，真的是從阿全口中講出來的。雖然咬字沒有到很清晰，但是卻清楚且可以辨識。真的太令人感動了。附帶一提，根據我們在 ICU 的經驗，詢問病人「肚子餓不餓」、「想要吃什麼東西」這一類的問題，通常會比較其他問題更常得到回應。

　　『他說他想要吃牛排。』第二天會客時間一到，我就迫不及待向阿全的媽媽報告這個好消息。

　　「沒錯，他最喜歡吃牛排了。」

『阿全明天就可以轉一般病房了，往後復健會是一段很長的路，手腳的力氣能夠恢復到什麼程度仍是未知數。』

「記憶呢？那他的記憶會有損失嗎？」

『可能會有喔。』

「那我希望他失去的會是那些不愉快的記憶。」我微微點了點頭，但眼眶裡的淚水已經快要潰堤了。

「真的很感謝你們團隊，我可以握一下你的手嗎？」轉出加護病房那天，阿全的媽媽這樣問我。我沒有說話，伸出了手。「陳醫師，你的手很溫暖。」我再也無法克制情緒，淚水就滴下來了。

某天早上剛開完會，還沒走進 ICU，就被護理長叫住了。

「阿全的媽媽來找你，剛好你在開會。」她說。

『喔？怎麼了嗎？她找我有什麼事？』

「她說，阿全要出院了耶。你知道嗎？他是可以走著出院的，有沒有很神奇？」我是覺得很神奇，但並不訝異。

其實，我一直都有關注阿全轉到病房之後的恢復情況——真的很好。在神經外科醫師細心的照顧之下，短短兩個月的時間，腦部血栓都消失了，兩邊頭骨也都蓋回去了，而且四肢的力氣還恢復到可以正常行走。

『真的很令人感動啊！』我說。

「媽媽說,她要把阿全接回去同住。對了,她還託我把這個東西交給你。不知道是什麼?看起來像是巧克力......?」我摸一摸,再搖一搖,然後說『我猜是一本聖經。』因為這是支撐他們走過這一段重生的路最重要的浮木,對阿全或對媽媽都是重生。

一個可怕的疫苗併發症,竟然會有這樣的結局,這是所有人都始料未及的。一個可怕的經歷,在母愛與信仰的支持之下,在醫病能彼此信任之下,能夠轉念且正向的去面對,避免遺憾的發生,是為我們上了寶貴的一課。

衷心希望阿全的記憶不要全部都恢復,至少那些不愉快的記憶都不要恢復,好讓他可以開始一個真正嶄新的人生。

ICU × I see U 金句

治療不光是為了躺著的病人,
同時為了可能會遺憾一輩子的家屬,
即使只有一線生機,
我也願意和他們一起拚一拚。

我搶的不只時間
還有**一個家的幸福**

『我們沒有時間了。』面對須要跟死神搶時間的病人，不論是家屬或醫療人員，都承受極大的壓力。隨之而生的是家屬一連串的問題「她有生命危險嗎？」「她會不會清醒？」「小孩能不能保住？」「藥物對小孩有沒有傷害？」⋯⋯

2005 年 7 月，我剛到奇美醫院未滿一個月，是我當上主治醫師的第二年。有天，一位懷孕七個月的孕婦從一般病房轉來 ICU。我一看到她的情況，壓力就莫名的竄升。

她說話不清楚，意識也不清楚，而且眼球上吊、左側手腳無力，很明顯就是腦部的問題，但到底是腦中風、腦出血，還是腦炎、腦膜炎。正當我還在思考的時候，她的身體突然不自主的抽搐，力道之大就連病床都在抖動 ⋯⋯ 是癲癇。我馬上用藥讓這令人擔心的抽搐停下來。

『血氧還好嗎？』
「93％！」

『換上氧氣面罩！』還好，氧氣面罩一戴上去，血氧就回升了。我在心中偷偷鬆了一口氣，至少暫時不用插管。

『血壓呢？』

「130／80！」

『還好血壓沒掉，也還好沒有太高。』看起來應該不是子癲前症，那為什麼會癲癇發作呢？

對於像我這樣第二年的菜鳥主治醫師來說，治療重症的孕婦，壓力是很大的，一旦病況惡化就可能會是「一屍兩命」、「喜事變喪事」的結局。此外，在檢查上和用藥上限制很多，綁手綁腳。最重要的是，還要面對先生、父母、公婆等眾家屬的關心。

『我們要馬上去做腦部電腦斷層掃描。雖然這個檢查會有輻射，但寶寶已經七個月了，一般不太會有影響，只是我們還是需要向您說明一下……。』

「醫師，我們都知道，該做什麼檢查、該用什麼藥，你們就盡量去做吧，我只有一個要求而已……。」

『嗯？什麼要求？』

「萬一真的出現兩難的情況，比如說要救小孩、還是要救大人的選擇題時，請務必以媽媽的健康為首要考量。」眼前的這位中年婦人說得很堅定。

『好，我了解。請問您是……？』

「我是她的婆婆。」我還以為是病人的媽媽，原來是婆婆。真的很少看到這麼明理、這麼疼惜媳婦的婆婆。

斷層掃描結果出來，沒有看到腦出血或腦中風，這讓我們更加懷疑是腦炎或腦膜炎。在那個核磁共振還不是那麼普遍的年代，真的很不容易診斷。於是，我們決定要抽取腦脊髓液，做進一步的檢查。

抽取腦脊髓液時，病人必須側躺、雙手抱膝、膝蓋盡量貼近前胸，就像蝦子一樣「弓」起來。這對大腹腹便便的孕婦來說難度很高，更何況是意識不清楚的孕婦，所以我們只好請來麻醉科醫師幫忙維持她的姿勢。

『根據腦脊髓液檢查結果，懷疑是結核性腦炎或腦膜炎。但只能說是高度懷疑，無法百分之百確定。不過，等到病原體培養出來，才來決定治療方式，可能又要好幾周跑不掉。我必須說，我們沒有時間再等了。我建議現在就開始用藥治療。我來跟大家說明一下治療藥物可能出現的副作用，整個治療的時程是……。』

面對這樣的病人，不論是家屬或醫療人員，心裡都承受極大的壓力。才解釋到一半，一連串的問題隨之而生「她有沒有生命危險？」「她在治療後會不會清醒？」「她以後能不能走路？」「小孩能不能保住？」「藥物對小孩或大人有沒有傷害或副作用、後遺症？」……

　　在一一解答之後，家屬決定尊重我們的專業建議，同意直接開始藥物治療。病人在治療後，狀況稍微穩定一些，人是清醒了，但是話仍然說不清楚，半邊肢體也不太能動。後來，她就轉到一般病房繼續治療了。

　　慶幸能遇到如此明理的家屬，對整個醫療團隊那麼的信任，讓我們可以採用對病人最有利的治療方式，雖然還是得要承擔一點風險。

　　又過了好幾個月，印象是中秋節前夕的某一個早上，我在加護病房查房正好告一個段落，有位同事大聲喊著「陳醫師，外面有個女人、抱著一個嬰兒來找你！」就是這句話，讓身邊同事都對我投以異樣的眼光，我瞧見幾個人露出詭異笑容，正在交頭接耳著。

　　我滿腦子疑惑、趕緊出去看個究竟。站在我眼前的少婦臉孔很陌生，只見她抱著一個活潑可愛的小嬰兒，手裡還提著一個禮盒。我似乎更疑惑了。

　　「陳醫師，你記得我嗎？我是○○○啊，我在 7 月的時候住過 8AI 加護病房。」喔，這個名字我當然不會忘記，但是卻很難和眼前這位少婦與嬰兒聯結在一起。

　　「其實，我也不認識你，但是我的先生和婆婆叫我一定要帶小朋友來給你看看，來感謝你！」她接著說。

我想起她住院時，根本沒能聽她講上一句清楚的話。那時的她，說話不清楚、意識不清楚、眼球上吊，情況非常危急。眼前看到的，則是一位行動自如的少婦和一個健康活潑的女嬰，這一回想，頓時讓我紅了眼眶。（這也難怪一旁的人，交頭接耳得更厲害了。）

又過了幾年，我在醫院附近再次被她叫住。她指了指站在機車前面腳踏板的小女孩，告訴我這個小女孩就是當初生病時、還在肚子裡的女兒。小女孩長得亭亭玉立、清秀可愛，水汪汪的大眼睛盯著我看，叫了一聲「叔叔你好！」我又紅了眼眶。

堅守在重症醫療崗位上的醫護人員，總是戰戰兢兢的面對每一位病人的治療。每每想到我們所做的決定，可能關係著一個病人、甚至一整個家庭一輩子的幸福，就不斷勉勵自己不要忘記當初踏入醫界的初衷，以關懷為出發點，病人與家屬都能夠感受到我們的付出。

ICU × I see U 金句

重症醫療上的每個決定，
關係的是一個病人、
甚至一個家一輩子的幸福。

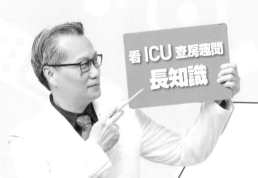

看 ICU 查房趣聞 長知識

禁止治療 ≠ 放棄治療

　　日前有民眾抱怨，說醫療收據被醫師註記「短腿」，讓他受到「二次傷害」。其實，短腿是指石膏「從膝蓋延伸到腳趾底」的短腿石膏，若是「從大腿上三分之一處延伸到腳趾底」的就是長腿石膏。

　　長短是石膏要打的範圍，不是指病人的腿的長短。所以「樂咖」的人也可能打「短腿」，要被註記「長腿」的話，代價可是很大的（要斷很大）。

　　在醫病溝通上，以病人和家屬聽得懂的話來說明很重要，但類似這樣的醫療用語，在 ICU 裡引起誤會的還真不少，我想分享一個「禁止治療」的例子。

　　子（氣呼呼）：「我爸爸的雙腳又沒有傷到很嚴重，你們為什麼要放棄治療！」

醫（很無辜）：「我們沒有說要放棄啊！抗生素用了，通血管、清創，甚至是截肢，這些都是要和大家一起來討論的治療選項。」

一抬頭，看到病人床頭的「雙腳禁止治療」貼紙，我才了解這真的誤會大了。這個告示是醫護人員為了「保護」病人某個肢體（例如裝有洗腎人工血管的手、乳癌手術後同側的手，或循環差、腫起來的手或腳），長久以來所習慣的警示方式。

目的是要提醒所有護理人員，勿在該肢體上進行量血壓、在動脈或靜脈留置針或打點滴等「治療處置」，以免影響該肢體的血液循環。這是對病人好的事，結果反而讓家屬誤以為我們要放棄醫治這雙腳、要「放給它爛」，真的是好氣又好笑。看來以後要先解釋一下，以免引起不必要的誤會。

偵探

PART 3

ICU
事件簿

▼
魔鬼藏在細節裡，
你以為的這樣可能是那樣⋯▲

真相只有一個！
終於解開的**家暴之謎**

眼前這位 30 多歲的女性，送到急診時，已呈現昏迷狀態。她的血壓很低，全身冰冷，軀幹和四肢有許多出血和紫斑，眼睛、鼻孔、嘴巴、下體都在流血。站在一旁的同居人，面對女子親友的指責，始終低著頭、喃喃說著「我沒有打人。」

「我早說過了，叫妹妹不要跟這男的在一起，她偏偏就是不聽！」一個年輕女子這樣說著。

「妳不要再說了啦。」女子的媽媽站在病床邊，握著病人的手，表情寫滿了心疼與不捨。

「整天遊手好閒的，還要靠妹妹養，現在竟然還做出這種事......！」年輕女性越講越激動，她是病人的姐姐。

「真的可憐啊！怎麼全身冷冰冰、皮膚上都是紫色的斑點，到處都在流血，到底是發生什麼事......？」媽媽一邊流著眼淚，一邊小心翻動著病人的身體檢查著。

「你到底幹了什麼好事？我妹供你吃住，你不只喝酒，還打人？」姐姐則持續質問那位把女子送到急診的男性。

「我沒有打人。」站在一旁的男子，神情掩飾不住驚嚇與慌張。然而，面對女子親友的質問，他始終低著頭，輕聲地重複地回答著同一句話。

眼前這位躺在病床上的女子，大約 30 歲出頭，被送到醫院急診時，人已經呈現昏迷狀態，醫護人員緊急插管、接上呼吸器輔助呼吸，只是她的狀況一直沒有好轉。

她的血壓很低，全身冰冷，軀幹和四肢的皮膚上有許多的出血和紫斑（皮下出血所引起的皮膚紅紫色斑點），眼睛、鼻孔、嘴巴、下體都在流血。

「病人出血這麼嚴重，連下體也在流血，會不會真的是家暴事件呀 ……？」其中一位護理師提出了他的疑問，幾個護理師討論起來。

「我剛剛已經通報社工了。透過社工初步了解，同居人否認家暴，病人的閨蜜也說病人跟男友的感情向來都很好。」專科護理師對於病史，一向問得很詳細。

「可是，病人的姐姐好像一口就咬定，病人的出血絕對是同居男友家暴造成的？」護理師大概也耳聞剛剛發生在急診的事情了。

「是啊！她在急診室看到病人的全身都在流血、下體也在流血，還動手打了病人的男朋友！」

『現在就斷定家暴還言之過早，就病人目前的情況看起來，腦部沒有出血，胸部與腹部也沒有外傷，她身上的出血和紫斑要說是血小板低下（血小板的主要功能在於凝血、止血）和 DIC（瀰漫性的血管內凝血功能異常）所造成的，也能夠解釋，並不一定由外傷造成的。』我說。

『對了！有幫她驗孕了嗎？』我詢問專科護理師。

「驗過了，是 Negative（陰性，也就是沒懷孕）。所以......還是比較像是敗血症造成的？」

『是的。檢驗後發現，她的發炎指數和白血球數都很高，確實比較像細菌感染造成的敗血性休克所致，而且已經有多個器官衰竭了。』

『抗生素是使用哪一種的？』
「兩種後線抗生素都在使用了。」

『升壓劑呢？』
「兩線，都是最高劑量了。」

「要洗嗎？」護理師指的是洗腎。
『當然要啊，這麼酸（血液的代謝酸中毒），不拚看看就真的完全沒有機會了！』

這位病人是半夜從急診送進來 ICU 的，到院才短短 5 個小時，情況卻是越來越不樂觀，眼看著我們很可能無法再挽回什

麼了，最後還是要拚一拚才行。

「好，馬上安排！」

在加護病房裡，偶爾就會遇到病情惡化這麼快速的敗血症
※病人，尤其發生在年輕人身上的時候，我們肯定會想盡辦
法、用盡所學，把手中能用上的「武器」都用上去，包括抗
生素、呼吸器、洗腎、升壓劑、類固醇……，而且必須在第
一時間「全押」，因為敗血症病人當下的生命值，是以「小時」
來計算的。

127

家屬看到病人身上的出血點，尤其是下體的出血時，常常
會優先聯想病人是不是曾遭受暴力對待。有時候，甚至會懷疑
是不是醫療人員在搶救或治療的過程中所造成。其實，在敗血
症時，由於血小板低下、凝血功能異常，很容易就會出現這樣
的出血和紫斑。

Q.什麼是『敗血症』？

敗血症指的是因細菌、黴菌、病毒等病原體感染，病原體侵入
人體內，進行增生繁殖，其所產生的毒素循環到全身各個組織
器官，造成全身性的發炎反應。隨著病程惡化，可能會進展到
敗血性休克（血壓下降），造成各個器官的功能損害，合併多
重器官衰竭時，死亡率很高。

對此，我都會不厭其煩向家屬說明，盡可能讓他們理解這些症狀都是疾病造成的。無奈每個家庭的恩恩怨怨，並非我們醫療人員三言兩語就能化解的。

即使武器全都押上了，我仍必須如實告知女子的家屬，她的病況真的很危險、很不樂觀，但醫護人員一定會盡全力搶救，同時，希望他們要做好心理準備。很遺憾的，病人在到院後的第 11 個小時，心跳停止了，急救無效。

又過了 3 天，這個疑似「家暴」的謎團，終於解開了。透過女子血液培養，長出的細菌是「腦膜炎雙球菌（Neisseria meningitidis）」。

腦膜炎雙球菌沒有經過腦脊髓膜炎的過程，就直接進展到敗血症的感染，進而出現瘀斑、休克、急性腎上腺出血及多重器官衰竭等，致死率可以高達 60%。

可惜的是，即使我們當初用對了抗生素、盡了最大的努力，還是未能挽回她的生命。

腦膜炎雙球菌並不常見，但是遇過一次就畢生難忘。這個病可怕的地方在於它的惡化速度與高致死率，家屬通常很難接受「本來人好好的，怎麼就突然就沒救了」的事實，因為無法諒解而引起的醫療糾紛層出不窮。此外，病人的外觀經常被誤以為是發生「家暴事件」或「被霸凌了」。

「陳醫師，我這幾天吃了那個利福平（Rifampin），小便都變成橘色的，這是正常的現象嗎？」那天在場參與急救的專科護理師提出疑問。

『對啊，那就表示妳有認真在吃。』

腦膜炎雙球菌透過飛沫就會傳染，具有高度的傳染力，是細菌性腦膜炎中容易造成流行的病源菌。若發生在部隊中，腦膜炎雙球菌是會造成群聚感染的。

由於醫護人員都是近距離的「接觸者」，保險起見，所有人都要預防性投藥，要吃兩天的「利福平」。利福平是一種抗生素，一般是用來治療肺結核的藥，服藥後的特徵就是小便會變成橘色，所以從小便的顏色就可以知道有沒有認真在吃藥了。

129

ICU × I see U　金句

我可以不厭其煩向家屬說明，
讓他們理解症狀是疾病所造成。
但每個家庭裡的恩恩怨怨，
並非三言兩語就能夠化解的。

這不是失智！
他得了**和曹操一樣的病**

過去兩個月來，80歲的阿公突然動作變慢、走路不穩、講話越來越不清楚，最近甚至連子女都認不得了。醫師發覺阿公退化速度太快了，一般失智症並不會如此，於是替他安排腦部斷層掃描檢查，果然找到了真凶。然後，阿公就被收住院了。

「我要吃涼的！」阿公見到家人的第一句話就這麼說。

「爸，太好了！我們去買給你吃。」大女兒興奮地快要跳起來，和昨天手術前的愁眉苦臉，簡直是判若兩人。

「醫生，真的太神奇了，我爸竟然認得我了！」二女兒則是激動到快要哭出來了，畢竟在昨天以前，她還以為阿公把她給遺忘了。

現在的阿公和手術前的模樣，確實是判若兩人。過去的兩個月以來，高齡80歲的阿公逐漸退化，動作變慢了、走路也不太穩、講話越來越不清楚，甚至最近這幾天，他連自己的幾個子女都認不太出來了。

上個星期，家人帶著阿公去診所檢查，診所的醫師看了看，說阿公這是上了年紀的退化現象，患了失智症，並建議子女把他帶去大醫院做失智評估，說是可以做為未來申請外籍看護來照顧的依據。

阿公的子女都很不能接受這個突如其來的「轉變」。明明兩個多月前，阿公還手腳靈活、行動自如，不僅可以下田種菜，每天還都要喝一杯巷子口賣的「涼的」，怎麼瞬間就變成另一個人似的。

雖然很無奈卻也不得不接受「每個人都會老」這個事實，幾個子女只得盡量振作起來，做好後續長期照顧的準備。

去了大醫院之後，神經科醫師替阿公做了詳細的失智問卷評估。目前國內醫療機構會以臨床失智症評估量表（Clinical Dementia Rating，簡稱 CDR）來評估失智的嚴重度，其主要評量項目包括記憶力、定向力、判斷和解決問題的能力、社區事物處理、家居和嗜好及個人照料等六個層面。

醫師仔細詢問家人這些日子的情況，他發覺阿公的退化速度真的太快了，快到不合常理，一般常見的失智症在初期幾乎都是「逐漸」變嚴重，並不會進展得如此快速。於是，醫師幫他安排腦部的斷層掃描檢查，果然找到了真正的凶手。然後，阿公就被收住院了。

　　『阿公患的是左側慢性硬腦膜下出血 ※，這個情況一般是頭部外傷造成的。』在 ICU 病房裡，我打開病人腦部斷層掃描檢查的影像，同步向家屬做說明。

　　「可是，這就奇怪了！這些日子以來，我爸走路變得很不穩，全家人擔心他一不小心就會跌倒，都盡量不讓他下床，就算要下床也一定有人扶著、仔細呵護著，怎麼可能會讓他去撞到頭呢？」

　　『這種出血是慢性出血（指一點一點慢慢滲血），推估撞到頭部的時間，有可能是在症狀開始出現的幾個星期前，甚至是兩、三個月以前的事 ......。』我的話才說到一半，就被驚呼聲打斷了。

Q. 什麼是『慢性硬腦膜下出血』？

慢性硬腦膜下出血（chronic subdural hematoma）是頭部外傷常見的後遺症之一，經常發生在 50、60 歲以上的年長族群，但不是頭部外傷後立即有症狀，有時是在數周，甚至到 3 個月後才有動作變慢、走路不穩、說話不清楚等症狀。因為外傷發生的時間有時候比較久遠，如果又是發生在年邁的長者身上，家屬很容易以為是老化、失智而忽略。值得注意的是，即使頭部外傷極為輕微也可能發生慢性硬腦膜下出血，並非嚴重撞擊（撞到頭破血流）才會造成。

「啊！大哥，你記不記得？你之前提到過年前阿爸在田間跌倒、撞到頭？」三女兒似乎想起了什麼。

「那個都已經是兩個多月前的事情了，而且那時候就只是皮外傷、流一點血，傷口早就好了啊。」大兒子說。

『很有可能喔！若是兩個月前撞到頭，一開始頭內部可能只是很少量的出血，之後就慢慢滲、慢慢滲，血越積越多，受影響的程度越來越大，動作、說話的速度跟著越來越慢，時間一久，家人就會忘了他曾經跌倒，加上年紀大了，這些異常很容易被誤以為都是退化、失智造成的。』

「對，我們就是這麼以為的！」幾個子女異口同聲的說。

『這個手術很簡單，就是在頭骨這裡打一個洞，再用引流管讓積血導流出來，這樣一來，阿公的症狀就會很明顯改善了。』我開始跟他們講解治療的方式。

「可是他的年紀這麼大了，還適合開這個刀嗎？」我可以理解家屬的擔心，誰都不忍心老人家承受手術的風險，尤其是當這個人還是你的至親的時候。

『阿公的年紀雖然大，可是他兩個月前不是還能下田工作嗎？表示他的體能狀況還是很好的。手術完，他是很有機會回復到原來的樣子，而且……。』聽完我的說明後，家屬半信半疑的簽了同意書。

「我田裡的菜現在怎麼樣了啊？陳醫師，我明天就可以出院、回家去種菜了嗎？」這個手術傷口小、風險低，術後不過一天的時間，阿公已經恢復的差不多了，整個人活力充沛，和昨天的那個他根本天差地別。

我們加護病房也很喜歡接這樣的手術 —— 有著「神奇效果」的手術。由於症狀改善很有感，家屬通常都會很感謝。

『你們知道嗎？歷史上有個人因為終年上戰場打仗，經常會撞擊到頭部，得的也是慢性硬腦膜下出血。』在護理站，我興致勃勃開啟了這個話題。

「我知道，是曹操！你講過好多遍了啊！」

『哈！是喔？那再聽一遍也沒關係吧？傳說曹操因為經常性感到頭痛欲裂（風疾），於是找來當時有神醫之稱的華佗求救……。』

「結果華佗看了看，說要在他頭上打一個洞、做開顱治療，曹操以為華佗想要造反，所以就把華佗給殺了。」沒等我講完，專科護理師就接著講下去了。

『其實，我也不知道這個歷史事件是真是假，但是用這個來向家屬說明，家屬都比較能夠理解。』

　　對於每一位曾歷經頭部外傷或撞擊的病人，我們都會提醒家屬不能輕忽，即使現階段出血量很少或沒有任何異常，還是要留意至少兩個月，看有沒有出現「退化」的症狀，像是語言障礙、經常跌倒、反應變慢等，如果有這些表現，千萬不要以「只是退化」就結案，一定要再回來看神經內科，做後續追蹤與檢查。

　　當天下午，阿公心心念念的「涼的」送來了，加護病房內的醫療人員託阿公的福，每個人都有一杯。幾天之後，阿公就可以如願下田去種菜了。

　　我在想，如果當年曹操有聽華陀的建議做治療，歷史不知道會不會重寫。但是我可以肯定的是，下一次再有這樣的病例，我還是會把曹操的故事再講一遍。

ICU × I see U　金句

> 每一個小意外都不能輕忽，
> 每一個小症狀都不容輕判，
> 「追本溯源」才能最妥善治療。

卡到陰了嗎？
雞婆聊出了一個腫瘤

『先生，你是為什麼會跟人家發生擦撞呀？』
「我也不知道啊！真倒楣，這個月已經是第 2 次了！」
『第 2 次？也是右邊嗎？』
「是啊。真衰，我一定是卡到陰了！」……

『你先生的運氣算不錯了，因禍得福。由於發生這一場小小的意外車禍，才能發現這顆不小的腦腫瘤。』我正在向病人的太太說明情況。

一位年輕人因為騎車發生車禍，撞到頭部，被送到醫院。透過腦部斷層掃描檢查沒什麼大礙，也沒有發現出血跡象，倒是意外發現了腦腫瘤——一顆不算小的「腦下垂體腫瘤[※]」。經過手術將腫瘤切除之後，他轉來加護病房。

「我們都不知道他有腦瘤。」家屬和我聊起這件事。

『他是不是常常跟人發生擦撞啊？』我說。

「對啊，陳醫師你怎麼知道？開車、騎車都發生過。我每次都叫他要小心一點，只是他都沒聽進去。」

Q. 什麼是『腦下垂體腫瘤』？

腦下垂體（pituitary gland）位在大腦底部的蝶鞍，是身體中荷爾蒙的主要控制中心，負責分泌與身體功能有關的荷爾蒙（腎上腺皮質刺激素、甲狀腺刺激素、黃體刺激素、濾泡刺激素、生長激素、泌乳激素等）。腦下垂體腫瘤好發於 20 至 40 歲的族群，大多數都是良性的，對身體最主要的影響包括荷爾蒙失調、視神經壓迫，進而造成視野的缺損、出現複視或視力模糊等症狀。

『你們錯怪他了，並不是他沒有聽進去，因為這不是小心一點就可以避免的。腦下垂體腫瘤會壓迫到視神經，讓他沒辦法看到後照鏡，雖然直視（看正前方）沒問題，但是兩邊常常會看不清楚。』

「對對對！我們還以為他是近視加深了。」他哥哥聽了我的說明，頻頻點頭。腦下垂體腫瘤會壓迫到「視神經交叉」，導致「視野外側」偏盲。

這個個案讓我想到一件 20 多年前的事。

還記得在 1999 年，921 大地震的前三周，我當時在彰化某醫院急診室，當第一年菜鳥住院醫師時發生的事 ......。某個晚上，有一位計程車司機因為開車和人擦撞，導致胸部頓挫傷，被送來醫院急診。

「學弟，他的 X-ray（X 光）沒有 pneumothorax（氣胸），等一下開個止痛藥給他帶回去。」資深專科護理師這樣交代我。在這家醫院的急診室，資深專科護理師是「主力」，能力和資深住院醫師相當。

在那個年代，舉凡插管、on CVP（中央靜脈導管置入）、急救、縫合，都是由資深專科護理師一手包辦，自然的，菜鳥住院醫師也是由他們在「帶」。（當然，這已經是 20 幾年前的事情了，現在針對專科護理師所應負責及協助處理的事務，有特別的規範。）

『先生，你是為什麼會跟人家擦撞？』

雖然我接過了這個「指示」，還是決定再去看一下病人的狀況，即使不確定身為菜鳥的我能看出什麼所以然。

「我也不知道啊！真倒楣，你知道嗎？光是這個月已經是第 2 次發生了！可是我明明都很小心。」

『第 2 次？也是右邊嗎？』

「是啊，這次又不知道修車費要花多少了。真的很衰捏，我一定是卡到陰了啦！」

『先生，我們來做一個簡單的測試 ......。』我心裡閃過一個診斷，『我要請你眼睛看著我的眼睛，然後告訴我，我是哪一個手指頭在擺動？』

接著，我將伸直的雙手分別擺放在病人的左右兩頰外側，大概是與眼睛同高的斜前方，並上下左右輪流的搖動不同的手指，看他能否察覺是那一隻手的哪一跟指頭在動。

這個方法叫做「面對測試（confrontation test）」，目的是在檢查病人的視野有沒有缺損。

果然，他完全沒辦法看到外側。

『學姐，我想要幫病人排個腦部斷層掃描。』

「為什麼？不用啦！他又沒有撞到頭。」

『我懷疑他有腦下垂體腫瘤。』

「什麼？那你自己去跟學長說。」資深專科護理師一副不可置信的看著我，請我自己去找資深醫師。

他的腦部斷層掃描結果，證實了我的猜測。後來，「那個臺大來的 R1（住院醫師是 Resident，第一年住院醫師被稱為 R1）竟然在急診給一個本來好好的人診斷出腦瘤」這件事，就在科裡傳開了。

　　不曉得這位資深專科護理師「學姐」，有沒有因為這件事
而對我的印象有所改變？其實，當時的我，也不是很清楚。因
為我剛好就在 921 大地震那天離職了，再次和這位學姐聯繫
上，已經是 3 年之後的事情了。

　　我想她應該是對我有點刮目相看，甚至有一點點的好感
吧？不然，我再找個時間來問問我的「金太座」。

　　（這是炫耀文兼放閃文無誤，如果有人看完文章後，短暫
感覺眼前模糊、看不清楚，是很正常的，不必去照腦部斷層掃
描。）

ICU × I see U　金句

" 有疑處要有疑，
不疑處更要多猜疑。
每一個蛛絲馬跡，
都將成為診斷的線索。 "

比**太太**還熟悉病人情況
她是... **同修的同學？**

「陳醫師，你覺得我要不要打電話去病房，請護理師多多『關心』那一床，留意『她們』會不會吵起來？」護理師身為女人的直覺，我也只能點點頭表示同意。怎知我們才剛說完沒多久，就聽到某病房在廣播找警衛了 ......。

『這位昨晚進來的病人，他有幾位家屬？』對於新進的加護病房病人，這是第一時間一定要知道的問題之一。

「太太、一個兒子和一個女兒。不過，太太有說，她今天不會來醫院會客。」

『好吧！那我打電話跟她說明病況。』太奇怪了，很少碰到先生緊急住進加護病房，太太會說沒空來的。

遇到先生住進加護病房，做太太的通常都是非常的擔心，要嘛就徹夜未眠、一大早就守候在加護病房門口，要嘛就是準時前來會客、抓到機會就想要多了解一些病人的病況。我想，或許是她忙著工作、有什麼更重要的事而走不開吧。

『妳的先生是肝腫瘤破裂出血，妳知道嗎？』

「我知道他有肝腫瘤啊，可是之前○○醫院說他已經好了！」電話上，我聽不出來她有任何擔心的情緒。

『所以，他都沒有回去○○醫院做追蹤了嗎？他的糖尿病和高血壓，也沒有吃藥治療了嗎？』會這樣問是因為我在健保雲端資料庫，沒有看到他有任何領藥記錄。

「我也不是很清楚耶，他三年前搬去臺南之後，有沒有定期回診我就不知道了。」

確實，病人有說自己搬到臺南鄉下住，空氣比較好，他覺得這樣調養身體，就可以不用吃藥了。我不知道他是用什麼方式調養，但是他來醫院的時候，不只是血壓很高，血糖也值超過 600 mg/dL（空腹血糖正常值為 70 至 100 mg/dL），還有 1 顆 8 公分大小的肝腫瘤。

「陳醫師，有位小姐想請你解釋病人的病情。」才剛掛上電話，專科護理師就來通知我。

『她是病人的什麼人？』順著專科護理師的指引，我看向幾步距離的位置，站著一位看起來與病人年齡相仿的女性。

「她說自己是病人的同學。」

『同學？』我不小心提高了一點聲量。好吧，既然有這麼關心老同學的同學，我經過病人的同意，就向他的「同學」說明病況。出乎意料的是，這位同學倒是對病人的情況很了解。男人在婚後還能有這麼關心自己的女同學，也是不容易的，我在心裡這樣想著。

又過了 2 天後，病人的太太來了。當時病人的情況已經穩定下來，經評估後，準備要從加護病房轉到一般病房了。

『先生目前的病況妳都了解了嗎？轉到一般病房後有一些需要特別注意的事項，我來跟妳說明。對了，都是妳在照顧病人的嗎？』

「不是耶！」太太似乎很意外我這樣問。

『那是誰在照顧他？是不是每天都會來的那位女性？』她臉上露出很不悅的表情。慘了，我好像說了不能說的祕密。

「也不是她耶！你剛剛是說：她每天都會來這裡？」太太的聲量明顯提高許多。

『請問：她是妳先生的什麼人？』不過，我還是很好奇（白目），忍不住就問出口了。

「同學！」嗯，這個答案倒是回答的很一致。看得出來，她似乎不太想繼續講下去了。

「病人現在要轉去一般病房了喔！」專科護理師刻意說的稍為大聲一點，一邊說、一邊向我使了個眼色。

『喔，對了，這張是病人的病況說明和後續注意事項，妳留著。』話說完，我就順勢把單子拿到太太面前。

「交給我先生就好。」太太說。她完全沒有要收下的意思，垂放在身體兩側的手壓根沒有抬起來過。於是，我又把單子遞到病人的面前。

「呃，交給我太太就好。」病人露出有點無奈的表情。

『沒關係，我會再去印 1 張，你們就一人留 1 張吧。』我只好使出殺手鐧，終結這一回合。

病人前腳才剛轉出去，那個「同學」後腳就來了。專科護理師把當時的情境轉述給我們聽，神情非常的「嚴肅」。

「病人轉到病房了！」專科護理師告訴「同學」。
「喔，他轉到哪一床？」這位同學似乎毫不知情。
「而且他的太太今天有來。」
「太太？」她露出有點驚嚇的表情。
「是的，她還知道妳每天都有來看病人喔。」我想，專科護理師是出於善意的提醒。

「他轉到哪一床了？」同學再問了一次。

「我可以跟妳講床號，妳再考慮，看看要不要在這個時候上去找他？」果然，我們的專科護理師也是見過世面的人。

『所以，他們到底是什麼時期的同學呀？』我問。

「會不會是夜間部的同學啊？」專科護理師這樣回我。

『蛤？』我一時間還會意不過來。

「搞不好是雙修的喔！那種教室在深山裡，雙人靈修的同學。」專科護理師這樣說。

「陳醫師，你覺得我要不要打個電話上去病房，請護理師多多關心一下，留意『她們』會不會吵起來？」這個是身為女人的直覺，我也只能點點頭表示同意。

結果，我們才說完沒過多久，就聽到某病房在廣播找警衛了。在加護病房裡，除了治療病人要特別小心外，面對這種家庭的事務，有時候也要很小心的處理，因為一個不小心，可能會有災難性的結果。

ICU × I see U 金句

在 ICU 不僅治療病人要小心，
面對「某些」家務事更要謹慎，
因為稍微一個不注意，
可能會有災難性的結果。

清醒的植物人？
肉毒桿菌中毒事件

「陳醫師，大家都叫我們不要讓媽媽氣切，她就像植物人，全身癱瘓、眼睛沒張開、叫也沒反應，要維持下去太辛苦了！」

『她會好的，她可以起來走路、說話、跟正常人一樣生活，只是需要先做一個氣切，讓她撐過這幾個月。』

當你聽到這樣的對話，是不是覺得我只是在安慰家屬、給他們希望，同時不切實際等待奇蹟的出現？不是的，我是在經過非常仔細的探究，抽絲剝繭之後，才找出了這一個「診斷」，才敢這麼跟家屬說。在此之前，我從來不曾診斷過這個疾病。這個故事發生在 2007 年，我剛到臺南還沒滿兩年。

腹痛掛急診卻收到病危通知

那天，是母親節過後沒幾天的中午，醫院急診室來了一位腹痛、覺得自己眼皮很重、全身無力的中年婦女。這樣的情況再尋常不過了，抽個血、照個 X 光、吊個點滴，接著就是被安置在一旁，等候檢驗報告出爐。

　　遇到這樣心跳正常、血壓正常，初步的檢驗、檢查數據也都正常，卻說自己呼吸困難、全身無力、眼皮睜不開的中年婦女，難免都會被歸類為「過度焦慮」所造成。通常醫院的做法是讓病人留在急診室休息，待點滴打完、自覺症狀有改善之後，再回家。

　　然而，已經是傍晚了，這位婦人的情況並沒有如預期好轉。於是，急診醫師又為她做了一系列的檢查：

- **懷疑腦中風，做了腦部斷層掃描**
- **懷疑心肌梗塞，做了心電圖、抽血和心臟超音波**

　　結果還是一樣，全部都沒有發現異常。

　　唯一比較有問題的地方，就是動脈血液氣體分析的報告，她血中的二氧化碳濃度比較高，$PaCO2$ 為 57.5 mmHg（標準值為 35 至 45 mmHg），由此可以看出她的「換氣能力」變差。

　　急診醫師就在推測，這會不會是氣喘、慢性阻塞性肺病所造成，還是會厭發炎或腦幹中風所導致？

　　因為診斷還不明確，又擔心病情會惡化下去，只好先向家屬「告病危」，並收住加護病房，以期後續做更妥當的照護與觀察。

　　當天晚上9點，我收到加護病房的通知時，人已經到家了。聽著電話另一端的病情報告，說病人插管了、血壓偏低，我實在是無法安心，一直在猜測到底是什麼疾病。後來，乾脆直接衝到醫院去了解。

　　我就住在醫院對面，走過去大概只需要3分鐘，但我花了5分鐘才出現在加護病房，因為我要先梳頭髮。（我可以穿短褲出門，但是不能不梳頭。）

　　面對至親這樣突如其來的變化，家屬心中肯定是有許多的疑問與不安。因此能夠在第一時間出現在加護病房說明，我是一定會出現的。若是再讓家屬等到隔天，哪怕只是多等幾個小時，許多的猜疑與不滿就會開始醞釀與發酵，醫病間的不信任成分，恐怕就會從這個時候開始。

　　我在向家屬做說明的時候，眼角餘光有注意到一位年輕女性正在錄音，後來才知道她也是醫療人員，當下雖然心中有些擔心，但並沒有制止她，因為我知道家屬有太多的疑問，我講完了，他們可能也無法全盤了解或記下。

　　雖然錄音也不是什麼壞事，但這讓我必須分心提醒自己要「小心說話」，對於剛當主治醫師的我來說，自然是「壓力山大」的事。

當所有檢查都跟病人意識一樣：沒有回應

我們再一次釐清婦人的整個發病過程，一切是從病人自覺無力開始，而我們手上掌握的唯一線索是「血液中的二氧化碳上升」。她到底是無力到換氣量不足，還是氣道阻塞或阻力過大到影響呼吸呢？

我們首先排除掉氣道的問題，因為病人在插管、二氧化碳被呼吸器「洗」出來以後，仍然是呈現「昏迷」狀態、全身都無法動彈。

於是，我們朝向是中樞神經的問題去思考：是腦幹中風、腦炎、癲癇，或急性神經發炎疾病，像是格林巴利症候群（Guillain-Barre syndrome）等。

在新冠肺炎疫情期間，格林巴利症候群突然有了「知名度」，因為媒體一直在報導，說可能與注射疫苗有關。其實，這個病發生的機率很低，不過，在沒有新冠疫情之前，加護病房偶爾還是會遇到格林巴利症候群的病人。

偏偏病人的腦部核磁共振檢查（MRI）、腦脊髓液檢查、腦波檢查都正常，這些本來期待能給我們答案的檢查，彷彿在跟我們開玩笑，都和病人的意識一樣，不給我們回應。

　　由於沒有一個確定的診斷，家屬面對已經插管，而且昏迷的親人，自然是非常害怕也非常擔心。尤其是病人的幾個孩子，他們很害怕會就此失去母親，也很擔心萬一母親沒能醒過來、變成植物人，他們該怎麼辦才好。

　　當一切陷入膠著之際，有位護理師發現「病人可能不是真的昏迷」，她或許只是「完全不能動」，就像一個人的靈魂被鎖在軀殼裡，像《潛水鐘與蝴蝶》裡的男主角那樣的閉鎖症候群[※]（Lock in syndrome）。可是，病人腦部核磁共振檢查是正常的，所以並不是腦幹中風導致的閉鎖症候群。

　　「那到底是什麼情況？」這是每個人都有的疑問，家屬、醫護人員，可能連病人本身都在問。

　　不過，護理師的這個發現很重要。我試著用手指把病人的

Q.什麼是『閉鎖症候群』？

閉鎖症候群（locked-in syndrome）是因為腦幹特定部位受損而導致，常見原因是中風。由於大腦功能正常，所以病人有情感、有情緒，記憶力、視力、聽力也都正常，只是全身肌肉癱瘓，除了可以眨眼和轉動眼球外，全身無法動彈。整個人的靈魂就像是被鎖在軀殼，無法靠個人意志操控肌肉，所以被稱為「閉鎖症候群」。知名小說和同名電影《潛水鐘與蝴蝶》講述的就是這個疾病。

眼皮撐開，才發現她的眼球是會跟著我的手指轉動的，所以她看得到，只是某些因素讓她無法自行眨眼。天啊，她是清醒的，只是全身都不能動而已！

呼之欲出的是診斷，還是線索的中斷？

我們再度停了下來，以系統性的方式檢視我們手中僅有的線索：二氧化碳的移除有問題、病人的空氣通道沒有問題，那應該就是「通氣控制」的問題。既然是通氣控制的問題，我們決定從中樞神經到呼吸肌肉，逐一檢視一遍，列出各種可能的診斷。

最後，我們把問題定位在「神經肌肉接合處（neuromuscular junction）」，如此一來，可能的疾病縮減至剩下 3 個：

- **重症肌無力（Myasthenia gravis）**
- **藍伯伊頓肌無力症候群（Eaton-Lambert syndrome）**
- **肉毒桿菌毒素（Botulinum toxin）中毒**

重症肌無力是有可能的，但是我們都沒有看過進展這麼快速的，而且病人過去都沒有發病過。重症肌無力常見的症狀是在下午的時候，眼皮會開始無力，但在休息以後或睡一覺醒來的隔天就會改善，所以症狀不完全像，婦人的肌電圖「重覆刺激試驗（Repetitive stimulation test）」的結果，也不支持這個診斷。

藍伯伊頓肌無力症候群是一種罕見的自體免疫疾病，其症狀和重症肌無力很像，也會有四肢無力、自主神經失調等情況，但是多發生在有癌症的病人身上，尤其常見於肺癌病人。不過，婦人並沒有癌症。

至於「肉毒桿菌毒素中毒※」這個病，我只有在醫學系三年級時（1993年）的微生物教課書上看過，從來沒有親眼見過這個病，但分析起來似乎是合理的。所以我還是幫病人抽血，送去疾病管制局（現在稱為疾管署，即CDC）做檢驗。此外，同步要調查病人吃過的罐頭或醃製食品。

我們請病人的長女回去翻遍冰箱裡的食物、照相記錄，拿過來醫院一一詢問病人。問題又來了——要怎麼問？病人完全不能動，不能說話、不能寫字、也不能搖頭或點頭，要如何「向她本人確認」曾吃過的食物。

Q. 什麼情況下會『肉毒桿菌毒素中毒』？

肉毒桿菌孢子廣泛存在於生活中，在絕對厭氧的環境，都有機會萌芽增殖。未經完全滅菌處理的食品於製作或包裝過程可能遭受孢子汙染，再加上密閉或真空等缺氧保存的狀態，就有導致肉毒桿菌中毒（botulism）之風險。不過，肉毒桿菌不耐熱，加熱煮沸10分鐘即可被破壞，家庭自製醃製食品、真空包裝食品、罐頭等，食用前皆建議應先徹底煮熟，以確保飲食安全。此外，注射肉毒桿菌毒素等醫美療程，也是肉毒桿菌毒素中毒的途徑之一。

靈機一動，我們想到她的腳趾頭。稍早在替她做全身檢查時，發現她的腳趾頭還能動。於是，醫護人員與家屬分工合作，有人幫她撐起眼皮，有人告訴她如何表達——如果「對」就動右邊腳趾頭，如果「錯」就動左邊腳趾頭，就像開車一樣，油門在右邊，煞車在左邊，還有人負責發問與記錄，好不容易找出幾項可疑的食物。

這是一個合理的期待，並不只是等待奇蹟

把可疑的食物送交到疾病管制局做檢驗的同時，我們也向疾管局申請了肉毒桿菌抗毒素（即馬的血清）來注射，然而，此時婦人已經是全身癱瘓的狀態，注射抗毒素的治療效果當然是不好的。

極微量的肉毒桿菌毒素就有致命的風險。根據文獻上的記錄，肉毒桿菌毒素是很強的生化武器，只需要少少 1 公克，就可以殺死 100 萬人！

如此微量的毒素，實驗室是無法直接檢驗的，只能用很「原始」的方式檢測：把病人的血打到老鼠身上，觀察會不會出現眼皮睜不開、然後肢體無力等與病人類似的症狀。

結果，所有的老鼠都死了。

當疾管局的人員來電告訴我這個消息時，我反問他「那代表什麼意思？」他說「這代表病人血液中存在某種毒素，但是不能確定是不是肉毒桿菌毒素。」我心想的是：天啊！這個好

不容易才得到的線索，難道又要前功盡棄了嗎？後來，他說會
把血液稀釋後重做。

果然，老鼠出現典型的肉毒桿菌中毒反應。

這的確是國內很罕見的病例。幾年之後，我查了一下疾管
署的網頁資料，在 2012 至 2015 年間，國內肉毒桿菌中毒確
定病例數極少，各年度分別是 0、1、0、2 例，均為「散發性」
病例，沒有集體的中毒事件。

相較於單一個案，集體中毒時會更容易聯想到這個診斷，
國內最有名的肉毒桿菌集體中毒是 1986 年發生在彰化的「蔭
花生事件」和 2010 年桃園大溪的「真空包裝豆干事件」。

找到確定的診斷很重要，也是因為這樣我們才能跟家屬
說，這是一個「會好」的病，只是在治療期間為了讓呼吸困難
的病人維持呼吸，必須建立一個暫時的通道，也就是需要做氣
切手術。

『媽媽要先做氣切，大約 3 至 6 個月後、她的力氣就會
慢慢恢復，那時就能把氣切管拿掉了，她也可以站起來走路，
回復到原本的樣子。媽媽的情況和腦幹中風、植物人是不一樣
的。』我這樣說明著。

只是看著躺在眼前的親人，動也不動，家屬是很懷疑我所
謂的「暫時氣切」的建議的，加上他們同時得面對許多來自遠

方親友的壓力，尤其當多數人都不覺得病人會好，建議他們不要再讓病人再受苦時。

若要問我當時有沒有十足的把握，其實，是沒有的。但根據醫學教科書上的說法，這是一個合理的期待，並不只是等待奇蹟而已。在病人的治療期間，我一天說明好幾次，毫無保留的告訴他們，我所知道的事，和我們所面臨的困境。

最後，他們選擇相信我，而我也相信他們：以他們家的向心力，是有能力支撐這幾個月的療程，好好照顧和陪伴病人直到康復的。

鐵漢柔情與醫病互信的輔助治療

大約 4 個多月後的一個下午，有位護理師同事來告訴我，說有對中年夫婦在加護病房外等我。

「陳醫師，你知道我是誰嗎？」

被眼前這位穿著紫色外套、剪著俐落短髮、氣色看起來不錯的中年婦女這麼一問，我還真的不知道她是誰。多虧重症的訓練，讓我很快注意到她脖子上那個已經閉合的氣切孔，接著我又看看了她身邊的男士和年輕女性。

『翁○○！嘩，太好了，比我預期中的還快耶！』我想起旁邊的男士和年輕女性分別是她的先生與女兒。

155

從女兒口中得知，她總共離家 136 天，直到中秋節才回家和大家團圓。一聊起那段住在加護病房的日子、彼此所承受的壓力，我們都不自覺地眼眶泛起了淚水。

離開加護病房後，婦人轉到呼吸照護中心。期間先生幾乎寸步不離、照顧無微不至，抬腳、按摩等復健工作從不假他人之手，換洗的衣服、被子、床單也都親自清洗，甚至學會了灌食：幾點灌米糊、幾點灌魚湯、幾點灌牛奶，記得比醫護人員還清楚。

一位看似鐵漢的中年男人，做起這些瑣碎的工作，竟然這麼的細心。他說，他之所以不離不棄的照顧太太，只因為我告訴他，他的太太會好起來。

面對這樣一位本來健康的人，全身癱瘓、連眼皮都無法張開，看起來就像是「重度昏迷／植物人狀態」的怪病，很慶幸的，我們團隊發現她是「清醒」的，然後抽絲剝繭診斷出她是肉毒桿菌中毒。

接著，為了讓家人相信病人「會好」、半年左右是可以站起來走路的，努力建立醫病之間的互信關係，說服家屬不要放棄、接受氣切。

能有這樣的結果，全賴一個「正確診斷」，一個自己從來也沒看過的疾病。真的不敢想像，當初如果沒有這個診斷、沒有人發現婦人是清醒的，結果又會是如何？

　　我依然清楚記得這個個案的每一個細節，也時時和年輕的醫師分享這個故事。每一次想起來，還是很感動啊！這家人示範了家庭照顧與支持的重要，而婦人先生則示範了鐵漢柔情、男子漢的能屈能伸的勇氣。

　　我從此和這一家人成為好朋友，成為他們一家四代的醫療諮詢醫師，她的小女兒結婚時，還有邀請我上臺致詞呢！每年到了農曆春節和中秋節，他們都會來找我，聊聊當年的事。即使十幾年過去了，再聊起這個故事，大家還是會哭成一團。

ICU × I see U 金句

在病人進行治療的期間，
我一天會說明好幾次，
並毫無保留的告訴家屬：
我所知道的和所面臨的困境。

一個撤回DNR的決定
看見**人性最真實那面**

家屬同意DNR的隔天，突然又反悔了，只因為律師告訴他們，
簽了DNR就等於「放棄急救」，未來要提告醫師或醫院，就會
非常不利。即使我向他們解釋難以避免的急救結果，他們依然堅
持，還放話「到時候你們就看著辦！」……

　　當醫師這麼多年了，我始終相信人性本善。家屬的初衷都
沒有惡意，只是因為不夠理解或太擔心自己的家人，才會有一
些不理性的反應。

　　這些年來，我極力嘗試一一化解家屬的疑慮、不安與不信
任，並不斷的自我檢討：

■ **如何可以把這件事做得更好？**
■ **如何讓家屬更了解醫療人員的付出？**
■ **如何讓家屬明白醫療人員與他們是同一陣線的？……**

　　因此我大部分時間都是以比較正向的方式來「解讀」，也
都「分享」一些比較感人、比較正面的故事，但不代表不會有
負能量的事件發生，只是我一直克制自己不要寫出來，也不要
想起來。

或許負面情緒累積多了，需要抒發，腦海中突然想起了多年前這個很負面、很讓人心寒的故事。

那年，有一位老太太因為敗血症合併急性腎衰竭，住進了加護病房。第一眼看到老太太的幾個孩子時，態度就不是很「友善」，他們老是抱怨著加護病房的處理不當，才會讓他們的母親病情惡化。我則盡可能把他們的行為假設為不了解的不安，並盡力讓他們理解病人的狀況。

某次，正在病床旁和他們說明病情的時候，老太太就在我們面前突然失去意識了。

由於當下老太太的心律和血壓都沒有問題，直覺應該是腦血管的問題（老太太長年以來都有高血壓和糖尿病，腦部血管本來就有嚴重狹窄，隨時可能會完全阻塞），便立即從洗腎導管給予點滴，病人很快就恢復意識。

事後的 MRI（核磁共振）證實了我們在第一時間的判斷。因為很快的解除這個危機，本來不怎麼友善的孩子，自然連聲稱謝。其實，我當下心裡是很恐懼的：要是老太太沒有醒過來，我就完蛋了！

數周之後，聽說有一位老先生的幾個家屬在病房護理站大聲咆哮。那年代智慧型手機還不普遍，沒有人能馬上錄下這些畫面，只能透過在場的醫護同仁轉述。

　　原來，老先生在病房急救後送到加護病房，家屬跟到加護病房大聲嚷嚷，還要主治醫師罰站一個小時，接受他們的責罵「我爸人好好的，怎麼會醫成這樣？」揚言要醫院負責，給個交代。

　　後來，我才得知這位老先生就是先前那位老太太的丈夫，而那些家屬就是他們的孩子。

　　我「天真」的想，我曾經救過他們的母親，跟他們的關係也算不錯，就主動接手這位老先生的治療，解救那位「被罰站」的加護病房醫師好了。

　　於是，老先生就這樣被轉到我的加護病房。當然，一見面少不了聽他們對之前治療的抱怨，只是在我面前，他們沒有大聲咆哮、也沒有講那麼久而已。

　　我又「天真」的想，既然他們對我信任，我就很坦白的告訴他們，老先生急救的時間比較久、目前是使用高劑量升壓劑在維持血壓，畢竟好幾個器官都衰竭了，甚至連腦幹反射也都喪失了，基本上是無法存活超過兩周的。

　　我向他們提出『若之後再度發生心跳停止，是不是不要再CPR、讓爸爸可以好好的走？』的建議。

　　老先生的幾個孩子討論之後，也都同意了 DNR（不施行心肺復甦術）。當我以為替自己化解了一場災難、同時解救了好

幾個人而感到欣慰時，沒過多久，就讓我見識到了「人性」的另一面，最真實的那一面。

隔天，老先生的孩子又來了，說要撤銷DNR，說他們有去請教過律師。律師告訴他們，如果簽了DNR就等於是主動「放棄急救」，未來要提告醫師或醫院時，就會非常不利。（這到底是什麼歪理？）

我向他們解釋，並再三確認他們的想法：『撤掉DNR後，一旦病人心跳停止，醫療人員就會上去壓胸與進行一連串的急救措施，到時候，爸爸很可能會被壓到七孔流血、肋骨斷裂，你們忍心嗎？』

「你們敢？」一聽我這樣說，他們反而語帶威脅的警告我。即使我一而再、再而三的解釋，這是難以避免的急救結果，他們依然堅持要撤掉DNR，救到最後一刻，還放話「到時候你們看著辦！」

這確實是給我們出了一道難題，但我也不想再贅述了，反正到頭來升壓劑、洗腎，他們一樣也不想停。一周後，老先生還是往生了。

在醫院召開的協調會中，聽得出來家屬的不滿幾乎都是聚焦在急診和一般病房的處理，對我和加護病房醫護團隊的付出，倒是很感謝。

　　會後，我從同仁那裡聽說「幾個小孩才不是真的那麼關心老先生，在急診的時候，他們就對自己的父親愛理不理，老先生頻頻喊餓，幾個小孩也沒有理會，還是急診的志工自掏腰包去幫老先生買便當的。這樣的劇情與協調會時的模樣，讓我們很難不去想說，他們是不是想要利用往生者的剩餘價值，要一點誠意呢？」

　　我聽了，只能無奈的嘆一口氣，告訴醫護同仁『我還是寧願相信，他們只是無法接受家人的離世，想要有一個合理的說明而已。』

　　協調會之後，我也不把這件事當一回事，反正他們不是針對我，我還有更多值得去在意去重視的事在等著。又過了一段時間，聽說老先生的家屬真的告到衛生局去了。而且，全部參與過治療的醫師都被告。是的，包括我。

　　連我也被告！
　　連我也被告！
　　連我也被告！
　　（真的太震驚，所以要說三次。）

　　聽到這個消息的當下，與其說生氣，倒不如說是失望，我真的一度對「人性」失望到了極點。不過，聽到他們告我的理由，又有種哭笑不得的感覺。

他們指控我「為了要掩護急診和病房的醫師」，所以刻意拖延時間，讓他們那位「早已經死亡」的父親，又在加護病房裡「多留了」一個星期。（我最好是有這個能力，讓一個已經死亡的人，再多留一個星期。）

恐懼、貪婪與無知都在考驗人性，在生死交關的加護病房，往往會呈現出最真實的那一面。此後，我想起這件事時，我都提醒自己，這不過是十年才會遇到一次的「罕見事件」啊（希望是），不要那麼快對人性失去信心，但也不要太快就「天真」的下定論。

ICU × I see U　金句

> 恐懼、貪婪與無知都在考驗人性，
> 在生死交關的加護病房，
> 呈現的往往會是最真實的那一面。

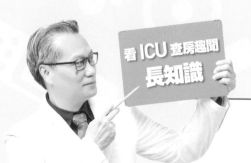

看 ICU 查房趣聞
長知識

別看到瘤就以為是腫瘤！

　　醫療的中文用語經常會引起解讀上的誤會。有時候，疾病名稱或症狀裡，雖然有使用相同的字眼，其本質、病因或治療方式可能大不相同。

常見用語 1 ／ 水腫

　　水腫是很常見的醫療用語，但指的可能是不一樣的腫。腎水腫、腦水腫、肺水腫、腳水腫等，有些指器官內積水，是「可以流動」的水，放管子就可以引流（例如腎水腫，指的就是腎盂內積水），有些則是組織內或組織間的積水，這些水「無法流動」，所以無法放管子引流（例如肺水腫、腦水腫、視神經水腫、腳水腫）。

常見用語 2 ／ 瘤

　　舉例來說，「腦動脈瘤」是因為腦動脈血管壁比較「脆弱」而鼓起來、往外突出，看起來像一顆「瘤」而被命名。不過，雖然不是腫瘤，但隨時會破掉，也算是腦內的「不定時炸彈」。

另外，同為體內「不定時炸彈」的是「食道靜脈瘤」，這種瘤常見於肝硬化的病人，當食道內的靜脈要通往「較硬」的肝臟時，阻力增加，造成靜脈鼓起來、往外突出，壓力大到某個程度，就會破裂出血。

常聽到的動脈瘤、靜脈瘤，都不是「腫瘤」，如果不詳加說明，民眾很可能就誤以為自己長了惡性腫瘤，因而擔心自己會不會是癌症。這兩種「瘤」雖然不是腫瘤（癌症），卻因為其危險程度及不確定性，在加護病房裡是不小的挑戰，可能比惡性腫瘤還棘手。

常見用語 3／插管

在加護病房裡，我們說的「插管」是指經由嘴巴或鼻孔，將「氣管內管」置入氣管中，目的是為了要建立一個通道，可以讓呼吸器輔助無法自主呼吸的病人呼吸，也可以方便抽痰。但常會遇到家屬把「放置鼻胃管」誤以為就是「那種插管」，以為自己的家人快不行了。

真的誤會大了，「鼻胃管」顧名思義是從鼻子到胃，比氣管內管長多了、也細多了，放置鼻胃管是為了灌食以維持營養，或者引流出胃的內容物（胃液或胃出血的血液）。

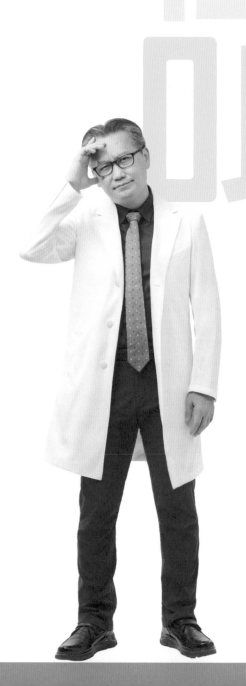

有一種叫

PART 4

信任，
同理心

信任，同理心

▼ 站在他的角度去理解他的行為，
換位思考，才是真正「為他好」。▲

「發生當下在幹嘛？」
需要問，但不用反覆問

一而再、再而三地詢問疾病史或事發過程，可能會不小心「話」傷了家屬的心靈。因為相同的事，你問一次，他卻已經解釋了好幾次。試著換句話說，搞不好就能拯救一顆受傷的心。試著多說兩句，則有機會淡化其他人對相關人等的責難。

「發生的當下，正在做什麼事？」醫療人員在詢問病史的時候，經常會問這麼一句話。

這樣問，對病情的診斷或預防再次發生，確實會有一些幫助。例如說，同樣是胸口會痛，在休息的時候發生和在運動之後發生，就會有全然不同的考量方向，在飯前痛或飯後才痛起來，要考慮的疾病也會不一樣。

有時候，這樣問反而會加深家屬的內疚和自責。

還記得有位 50 歲的媽媽，因為腦動脈血管瘤破裂出血送來醫院。發生的當下，她正在罵小孩。如果醫療人員一而再、再而三地詢問家屬「發生的當下，正在做什麼事？」很可能會加重孩子的內疚與自責。

『既然這些事急診第一時間都有問過了，來到加護病房，我們就不必再問一次了。』我都會跟加護病房裡的同事這樣提醒。病史的詢問固然很必要，但千萬不能為了詢問病史，造成家屬無形之中的負擔。

『腦動脈瘤就像是一顆不定時炸彈，隨時都有可能會破掉。可能前一刻人還好好的，下一刻就倒下去了。這跟當下正在做什麼事並沒有關係。家屬就不要再去想這個事了，我們現在要往前看，看後續怎麼治療比較重要。』不僅不必再問，我還會這樣跟家屬補充說明。

我常常在思考，如何在救病患的同時，拉受傷的家屬一把。這些話，是要說給那個「被罵的」孩子聽的，當然也是要說給其他親友聽的，否則，他們大概會怪罪孩子「都是你惹媽媽生氣，你媽媽才會變成這個樣子！」如此一來，孩子一輩子都會活在愧疚與自責裡。

還有一位是年近 70 歲的男性病人。送至醫院時，初步了解是因為左側大腦出血，導致右側手腳無力，再根據出血的部位和高血壓病史，猜測應該是與高血壓有關。

「發生的當下，正在做什麼事？」我查了一下病例，急診的醫療人員仍然已經詢問過這個問題了。結果，我卻看到了一個意想不到「誠實」的答案。

「性行為結束後，要去廁所時突然沒力！」其實，這就是俗稱的「馬上風」。但針對這樣的情況，通常病人或家屬都會有所隱瞞、難以啟齒，很少遇到這麼「古意（即老實、憨厚）」的人，和盤托出。還好，記錄上寫的伴侶是太太。辦事前，他是有先喝點藥酒助興（性）的。

我同時注意到，他是在症狀發生後約一個半小時才被送來醫院急診的。可想而知，在這一個半小時裡，病人和那位一起歡樂的伴侶，是如何的焦急、如何的找辦法、如何的自我救急，一定是在掙扎之後才非常不得已撥打 119。因為被送到醫院急診的時候，病人已經無法行動了。

就和之前一樣，我還是有交代 ICU 的護理師，不必再問這一題，也不必特別和他們的孩子們提起。在病人太太和孩子面前，我本來是想這樣做說明的：腦中風的發生就是那麼的突然，可以前一刻還好好的，下一刻就倒下，這跟當下正在從事「什麼運動」沒有關係。

在腦子裡模擬時，突然又覺得說「運動」的話，好像還是太刻意、對當事人太過強調了。為了避免造成當事人或太太心裡的疙瘩。於是我就改了一下說法『腦中風的發生就是那麼的突然，可以前一刻還好好的，下一刻就倒下，這跟當下正在做什麼事情沒有關係。』

此外，還特別提醒他們『家人就不要再去想說：是不是血壓沒有控制好、天氣涼沒有多穿一件、這幾天是不是有什麼不舒服、早知道叫他早一點來看醫生就不會這樣……，諸如此類的原因，這些都沒有關係，即使這些都做了，要出血的時候還是會出血。所以不要再去想這些，眼前要做的是往前看，看後續怎麼治療比較重要。』

往前看，是非常重要的，有些事情雖然沒有辦法挽回什麼，但後續好好配合醫囑做治療，多少還是有機會得到相對好的結局。可是，我心裡還在困擾的是，以後遇到這樣子的病人時，要怎麼跟病人和太太（或另一半）說明，才能解除他們心裡的那道陰影。

171

ICU × I see U　金句

千萬不要為了詢問病史，
造成家屬心理的負擔，
甚至把那道陰影越劃(話)越深。

尊重病人「MVP」
救家屬，也救醫師

需要學習放下的人，除了家屬，還有醫師。在「還有努力空間，加把勁！」和「已經不可逆了，放手吧！」的決策點徘徊時，尊重病人的「MVP」，才能看見每個家庭的差異、困難和無奈。千萬別把自己定位成「正義使者」，因為那可能會使家屬更為難。

　　每一次到了會客時間，病人的妹妹總是準時陪著媽媽一起來。每一次她都握著哥哥的手，默默流著眼淚，流著充滿不捨的眼淚。起初，只是覺得這對兄妹的感情這麼好，真是令人稱羨。

　　「早知道，我就不勸哥哥來做栓塞了！」從某一次的談話過程中，我才發現，原來妹妹是在自責，而且非常自責。

　　『妳已經做得很好了。不只關心哥哥，還為他做這麼好的安排。癌症復發時，不做栓塞的話，就只能看著病情惡化下去。如果兩年前沒有做手術，他就沒辦法維持到現在。換做是我，也會跟妳做一樣的選擇。妳的決定是對的，不要再去想什麼早知道，因為沒有人可以早知道。哥哥不會希望妳這麼自責的。我們一起盡最大的努力治療吧！』我告訴她。

在一般情況下，我通常很快就會留意到病人「配偶」的內疚與自責，而且會盡量在第一時間就把這樣的情緒化解開來。這位妹妹對於哥哥的付出與自責，我卻是比較晚才察覺到，她對自己的不諒解，甚至超出我的想像。

一直以來，病人的妹妹和媽媽對醫療人員都很信任、也很感謝。起初，我們是從最危急的鬼門關前，把病人的生命搶救回來，但是，一個月過去了，接連好幾個器官的衰竭，都沒有辦法恢復過來，尤其是那雙發黑的腳。

「這不是他想要的存活方式！」妹妹說，自己的哥哥一定不希望自己雙腳截肢、長期洗腎、氣切依賴呼吸器活著。

「醫師，如果不行了，就不要讓他太辛苦。」媽媽雖然很捨不得，卻多次主動這樣告訴我。

「醫師，我們信任你，如果對他有幫助的話，你們就做，如果沒有幫助，就不要太勉強，讓他好好的走。這個時間，我們讓你決定，我們完全信任你。」每一次病人需要多插一根管子的時候，她們縱然不捨、難過，仍會在我說明結束之後，補上這一句。每個決定，都是不容易，也沒有對錯，因為每個家庭都有自己要考慮的困難，醫療人員都應該尊重。

有時候，反而是醫師會堅持自己認為對的事（例如氣切、截肢）、不輕言放棄、一定要搶救到最後一刻……，無形中都在增加家屬的煎熬、內疚感與自責感而不自知。

所以在做決策的時候，我們會提醒家屬（決策代理人）特別要尊重病人的「MVP」：

- **what Matters ？（病人在乎的事）**
- **Value （病人的價值觀）**
- **Preference （病人的喜好）**

面對這位病人，我很了解她媽媽和妹妹的想法，我們也在「還有努力空間，加把勁！」和「已經不可逆了，放手吧！」的決策點之間徘徊。我試圖把她們的想法和期待轉告給外科醫師，也每天在探詢外科醫師的想法。然而，外科醫師總是回應我「我們再看看。」

身為重症醫師，我盡可能扮演好溝通橋梁的角色。我心裡知道，雖然家屬都準備好了，心裡也有了決定，但年輕的外科醫師還沒有準備好——真正放不下的是他。

是的，「放手」這個決定對每一個人都很不容易的，除了醫療上的專業考量，也必須讓所有的人都心安：家屬、治療的醫療團隊，尤其是外科醫師。醫師不僅要提供醫療專業的選項，也應該尊重每個家庭的差異、困難和無奈，不要讓自己是「正義使者」的想法，增加家屬的為難，而是要適時地學會放下。

「我們真的很感激醫師這些年來對哥哥的照顧，你真的是一位好醫師。但是我們很清楚知道，照這個樣子活下去，並不是哥哥想要的樣子。每天看他插著這麼多管子，我和媽媽也很

心痛，都希望能夠讓哥哥好好的走。若維持這樣，對哥哥、對我們都是負擔和煎熬！」還記得病人的妹妹這樣告訴外科醫師。

「學長，謝謝你和家屬讓我學習到如何放下。」當我看見外科醫師快要奪眶而出的眼淚時，我知道，這一次他能夠充分理解家屬的想法、也能感受到他們的痛。家屬對外科醫師的肯定與感謝，解救了他的挫折感與無力感，甚至是內疚與自責，也讓他重新思考延續生命的意義何在。

『妳真的做得非常的好！』而我必須這樣告訴病人的妹妹。因為他們這番話，比我自己跟外科醫師說，有力多了。後來，我們不再抽血、灌點滴、使用升壓劑了……。當時，家屬說希望能度過農曆七月，但是也不勉強。我是這樣告訴病人妹妹的『妳跟哥哥說說你們的想法，讓他自己決定。』

『哥哥還有什麼心願、放心不下的事情，是妳可以幫他完成的。』眼看病人血壓偏低已經持續兩天了。我提醒病人的妹妹再想一想。

「哥哥掛念的事情，我都有跟他說了。」

『他的朋友呢？是不是有想要見的朋友還沒來？』
「我在兩個星期前，有用哥哥的手機，在他跟朋友的 Line 群組裡發文，可是到目前為止都沒有人來看他啊！」妹妹一臉無奈地回應我。

『妳再發一次訊息吧！就說，醫生說就是這一、兩天了，想要來道別的要把握。來不來隨便他們，妳還是再寫一次。』我則這樣建議她。

後來，聽護理師說，才知道病人走的前一天，來了好幾位朋友，晚上還來了一位女性友人，握著哥哥的手在哭。當天中午還有一位遠在屏東的朋友也趕來了，傍晚，病人的心跳就停了，這天剛好就是農曆八月初一。

再隔一天，護理長和我致電詢問家屬，後事有沒有需幫忙的地方。病人的妹妹很感謝我提醒她再發一次訊息，因為「她」的確是病人最後掛念的人。其實，我更很感謝她對外科醫師說的那一番話，不只解救了他、更讓他學習放下。

ICU × I see U 金句

放手，對每個人都不容易，
除了醫療上的專業考量，
也得讓所有人都感到心安：
家屬、醫療團隊，尤其外科醫師。

誰都不能「早知道」
已發生的事都是好事

人很習慣「假設」那個沒有做的「決定」才是比較好的，於是不小心就活在後悔的循環中，很多家屬因為這樣而掉進內疚的深淵。其實，所有考慮過病人病情、喜好、價值觀及他所在乎的事，才做的決定，都是好的決定。

幾乎每天都會有金粉傳類似這樣的訊息給我，我也盡可能的給予回覆，尤其是睡前或半夜傳來的，因為這代表這些事真的很困擾他，可能是找不到其他人訴說，也可能是其他人無法給他一個讓他釋懷的解答。

深夜傳來的後悔信

某天深夜，我在臉書收到這則訊息。我知道，還有更多人有著同樣的困擾，只是不好意思寫訊息來問，甚至不好意思告訴其他人，只能自己承受。所以我刻意省略掉一些病情的資訊，避免掉一些可以做為辨識的資料，把我跟金粉的對話分享給大家。

金粉

阿金醫師好，

幾年前，我的父親在加護病房住了幾天後去世了。他要走的前一天，一直吵著要回家，他告訴每一個去看他的家人「我想回家！」但是，沒有人敢答應他。我們總以為等他情況穩定了、就可以出院回家了，然而再也沒有那一天。

我們在醫師發出病危通知時，有依照父親的意思簽下DNR，只是對於「沒有帶他回家」，我們仍是非常自責，直到幾年後的今天，這件事都還揪著我的心。當時的我們，到底應該怎麼做才是對的呢？

謝謝你願意跟我的分享

如果你的心裡也承受著這樣的關卡，跨不過去，試著對號入座，看看能不能稍微釋懷，一點點也好。我是這樣回應他的（同時是在跟心裡有著同樣的結的人說）：

每一位住進加護病房的老人家，都是想要回家的。只是在那個當下、治療正在進行的時候，無論是家屬或醫療團隊都不可能冒著風險、讓病人回去的。就算當時選擇回去家裡，在老人家喘、疼痛、各種不適的時候，卻沒有藥物可以緩解他的症狀，只能看著他辛苦的往生，事後，大家還是會內疚與自責的。

待在 ICU 裡，至少在過程中都有止痛止喘的藥物輔助，沒有讓病人太辛苦，也算是努力到最後一刻了。當下「不能答應讓病人回家」的決定是不得已，也是為了他好。不過，最後家屬有遵照病人的意思，沒有進行 CPR，也算替他做了最後一件事，多年後想起來也不會覺得遺憾。

我想，老人家都不會希望看到晚輩在幾年之後，還在自責這件事的。他會感謝的是晚輩為他所做的努力、並且執行他的意願。更希望家人都能放下，快快樂樂的過以後的日子，替他完成他沒能做到的事，好比『你們能好好陪伴媽媽，就是爸爸希望你們幫他做的事。』

 金粉

感謝阿金醫師的回覆。今早，我又再次因為想念而落淚。誠如您所言，如果我們真的帶他回家，內疚的可能就是看著他痛苦的離開，那應該會是更深的自責感。

謝謝您讓我對這件事有了更多的釋懷，我會學習放下，好好陪伴媽媽，然後期許自己跟您一樣，也成為一個有溫度的人，有善的循環。真心感謝！

> 我可以把你的糾結分享給網友嗎？
> 幫助更多人解開那個結。

OK

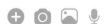

把每個選擇當成最好的選擇

無論是留在醫院治療或把病人帶回家，家屬多半都會為自己當時做的決定感到內疚與自責，因為人都會「假設」那個沒有做的「決定」是比較好的。這樣一來，就很容易活在自責與後悔的無限循環中。

人生本來就是一個接著一個的選擇。每個選擇都很不容易，更何況是在 ICU 裡的，肯定都是生死關頭前的「抉擇」。

有時候，需要多花一些時間去了解跟分析。如果沒有時間去了解，那就選一個可以信任的人。雖然最後決定的人還是你，但這個人會建議你可以怎麼走。

我在 ICU 裡扮演的角色，其中一個很重要的任務，就是讓家屬知道，經過討論、有考慮過病人的喜好、價值觀及他所在乎的事，才做的決定，都是好的決定，沒有對錯。所有「已經發生的事」都是好事，沒有「早知道」這件事。

當然，不是每一個決定，都能有期待中的結果。在加護病房這些年來，看盡生死，也看到不同家庭裡的無奈。畢竟，病人一住進來加護病房，家屬就決定不急救（DNR）、不電擊、不壓胸的，通常會有兩種情況：

一種是本來關係就非常的密切、非常關心病人的。就是因為感情夠好、平日互動夠多，早已經和病人討論過相關

的議題了，在那個需要做決定的當下，只是在病人昏迷的時候，協助執行病人的意願而已。

另一種則是迫於無奈之下的決定。或許是病人長期酗酒、家暴、吸毒或好賭成性，家屬早已精疲力盡、無可奈何。或許是經濟困苦，家裡負擔不起長期照護的費用。或許是病人在年輕時沒顧家、風流成性，年老生病才通知子女（或另一半）前來負責任，家屬往往一出現就說「全部都放棄，要簽什麼，我都簽一簽，不要再來找我了！」

萬般皆是命，半點不由人

雖然說，家家有本難念的經、清官難斷家務事，有時候，即使社工有出面協助了，我還是想雞婆的多幫一點忙。那天，遇見一位中風的病人住進加護病房。

從他的病史與就醫紀錄得知，他是在一年多前中風的，中風之後就臥病在床了。再透過社工側面了解，才知道病人第一次中風、臥病在床後，同居幾十年的婚外情對象（小三），竟然就帶著自己生的子女，拋下病人離開了。

反而是被拋棄了幾十年的元配，擔起照顧病人的責任，一顧就是一整年。如今，病人再度命危，元配簽下 DNR 的時候，毫不猶豫、神情淡定，或許是哀莫大於心死，又或許覺得自己已盡了這世夫婦的情誼、有個了結。

『就是這幾天了，是不是要通知孩子來看爸爸？』

「不用了，他們是不可能會來的！」元配說。

『你還是通知一下吧！來不來，由他們決定。』我雞婆提議。病人的血壓已經低好幾天了，但就是還沒有要走。

又過兩三天，病人與元配生的幾個子女，突然出現在 ICU。他們站得離病床遠遠的，就只是看著。沒多久，病人就走了。

『爸爸會很感謝你們來看他的，這是他最後的心願。』我走上前去，告訴幾個子女。這或許是我自己的猜想，但我總希望自己的一句話，能夠稍微化解他們對父親多年的怨與恨。

『病人會很感謝妳這段時間的照顧和妳替他做的安排，也一定會很感激妳勸孩子來看他，過去的就讓它過去吧。從今以後，妳自己要多保重。』我對元配說。她點點頭。她此刻的心境應該是「萬般皆是命，半點不由人」吧。我想，病人的子女肯定是她勸了很久很久，才心不甘、情不願被勸來的。若我的雞婆能讓他們少點怨懟，也是值得了。

ICU × I see U 金句

**既然是共同討論後的決定，
就不要再假設「沒有選的才是正解」，
在 ICU 沒有正確答案，
已經發生的事都是好事。**

打不打**新冠疫苗**？
數據外的**情感考量**

疫苗注射產生的保護力，確實能減少被感染後的重症，並減少住院、死亡的機率。但數字是理性的，親情是感性的。機率上顯示的巧合，情感上卻很難接受。對於家中長輩打或不打新冠疫苗這件事情，為人子女要做決定，確實很不容易。

在 2021 年中，國內新冠肺炎（covid-19）疫苗開始施打之後，很多媒體、談話節目不斷地重複報導與探討長輩去打疫苗後死亡的新聞。連帶的，疫苗的打氣也受到了不小的影響，即使很多專家和疫情指揮中心都有提出「數據」、站出來說明，似乎還是很難讓民眾安心。

當「巧合」被操弄成參考數據

了解醫學和機率的話，應該就能理解那些「打疫苗」和「死亡」被連結在一起的事件，只能說是時序上的「接近」，也就是發生的時間剛好差不多，因果關係並無法這樣就被確立，需要進一步的從病史、病歷等去釐清的。事實上，大部分打完疫苗不久就往生的長者，都只是「巧合」，偏偏一般民眾很難接受這種巧合的說法。

　　某則報導中，提到有 17 萬的 75 歲以上長者，有 11 人在施打新冠疫苗後死亡。這個數字在媒體不斷地強力放送之下，看起來好像「很可怕」。

　　其實，我看到這個數字時，最想問的是「背景值」是多少：在沒有打疫苗的時候，每天有多少 75 歲以上的長者死亡？

　　於是，我去查詢內政部戶政司在 2020 年的統計資料「國內 75 歲以上的長者有 144 萬，每天約有 260 人死亡」。數字會說話，看到這個數據我感到很驚訝，但我又想到有個說法是「七十不留宿、八十不留食、九十不留坐」，就大致能夠理解了。上了年紀之後，很多老人家就是前一刻還好好的，然後，說走就走。

　　以內政部戶政司網站的數據來推算，如果這 17 萬人（占 75 歲以上人口的 12%）是在同一天出來打疫苗，打完疫苗「剛好」在當天死亡的人數，就是 31 人。如果這 17 萬人是分 3 天打疫苗，又「剛好」在打完疫苗當天死亡，人數分別是第 1 天為 10 人、第 2 天為 20 人、第 3 天為 30 人，加總起來是 60 人。

　　即使媒體報的死亡人數，沒有比上述推估出來的數字高，還是有很多民眾聽不下去。

　　若與高齡人口感染後的高死亡率做比較：75 歲以上的感染者，死亡率高達 22.7%（每 5 個人感染，就有 1 個人會死亡），到底哪一個數據可怕呢？

所以，不是只在臺灣而已，世界各國都建議要打新冠疫苗。針對這個部分，不光是指揮中心，很多教授、博士等專業人士都是一提再提。

當「打」與「不打」需要選邊站

我姑且就不和大家談這個「沒有感情」的數字，我們來談談情感的層面。我要和大家討論的是，長輩要不要去打疫苗，有時候可能不是他們自己決定的，而是聽子女的建議。那麼，要是長輩因為聽了孩子的建議，去打疫苗後發生憾事，可想而知，他的孩子是會多麼的自責、多麼的內疚。

更由於不是很清楚這樣的「機率」和「巧合」，大概會認定是自己把父母給「害死」的，後悔著「早知道」就不要逼長輩去打新冠疫苗。然後，一輩子內疚自責，或一輩子憤怒的要找真相、討公道，甚至要求死後解剖。（絕大部分個案解剖後，都只會發現是原來的心血管疾病導致。）

從另一個角度來看，因為害怕出什麼差錯而選擇不讓長輩去打疫苗的孩子，萬一將來長輩被感染新冠肺炎、不幸往生了（機率還蠻高的，有五分之一），孩子一定也會內疚自責一輩子，想著「早知道」就讓長輩去打。

但在疫情嚴峻的時候，想打疫苗還有 2 個待解決的問題：那個當下還有沒有疫苗可以打、就算打了至少需要兩周（甚至 2 至 3 個月）才能產生保護力，是緩不應急的。

情況更複雜一點的，就是有多名子女的家庭，每個子女的意見不一致，有人主張讓長輩去打，有人主張不要打。無論最後做什麼選擇，選「錯」了的那一方，除了自責，還會被兄弟姐妹怪罪。

其實，大家的孝心是一樣的，只是站在不同立場關心長輩，應該做的是多找一些資訊、多討論，共同決定，共同承擔，不要為了打疫苗而家庭不和。

別被「刻意報導」遮蔽雙眼

為了避免這種「早知道」的遺憾，對於長輩打或不打新冠疫苗這件事情，為人子女要做決定，確實很不容易。在此之前，要懂得選擇可信的資訊，不要輕易被 Line 群組的謠言影響、不要被大量的時序相關「刻意」報導所驚嚇。

若面對長輩因為感染而不幸往生可以坦然接受（畢竟年紀大了），也做好家中發生群聚感染的準備，那選擇不打就不打吧！當然，既然共同做了這個決定，就要共同承擔可能的後果，不要再抱怨或埋怨。

即使長輩去施打新冠肺炎疫苗，真的不幸在幾天內就往生了，也請晚輩要「放過自己」、不要活在「自責」裡，因為大部分的情況都只是「巧合」而已，跟你或任何人決定要讓長輩去打疫苗是「無關」的，不需要事後諸葛，在那邊說什麼「早知道」就怎樣怎樣。

疫苗注射產生的保護力，確實能減少被感染後的重症，並減少住院、死亡的機率，讓整個社會維持運作，這是全世界都在努力的。雖然施打疫苗不能說完全零風險，但絕大部分的死亡事件只是時間上剛好罷了，在通報疾管署之後，每一例都會進一步透過醫療專業來釐清。

最重要的是，兄弟姐妹之間要充分的溝通。一起討論、共同決定，一旦決定了，無論結果如何，就一起承擔，才不會遺憾、自責一輩子。正如網友在我分享後的回饋「機率上可能是巧合，但情感上很難接受。打與不打對許多高齡者及其家庭來說，也是不容易的決定。如果打之前，民眾有看過醫師的文章，或許新聞中出現的紛爭就會少一些。」

ICU × I see U 金句

任何醫療行為都不會零風險。
先要懂得選擇可信的資訊，
才不會輕易被謠言影響、
或被「刻意」報導所驚嚇。

你缺的不是**同理心**
而是**拿出來用**的機會！

每個人的同理心分別落在光譜上的某個點，有程度上的差異，只要經過學習或感受到被別人同理，就有機會被誘發、被拿出來用，然後漸漸提升。然而，每一次在同理之後，一定要付諸行動，才算是完成整個「升等」的過程。

我曾經在臉書談到流產、懷孕要不要說的議題時，有好多金粉來訊和我分享，他們所遇到「沒有同理心」的醫師的例子。有一個例子讓我印象很深刻，讓我一直在思考，如果我是醫師會怎麼說、如果我是病人又會怎麼想、如果我是專科護理師又該怎麼辦：

○醫師和專科護理師正在討論著病人的情況，兩個人就站在病人的病床邊。

「有機會活下來再說吧，能活下來就截肢！」醫師說。

「○醫師，病人他是清醒的。」專科護理師提醒著。

這位醫師顯然被護理師講的話嚇到了，他連忙使用各種話術，試圖淡化自己剛才的魯莽。但是對病人的傷害已經造成了，再多的辯解也難以彌補。

我一直都很困惑：同理心到底能不能教、適合在什麼時候教。不論職業為何，有沒有機會透過「刻意教育」來獲得同理他人立場的能力。

■ **同理心是與生俱來、個性使然？**
■ **同理心會因為性別差異、職業屬性而有不同？**
■ **同理心必須有童年經歷、自己痛過才會懂？……**

身為醫師或醫療人員的話，有沒有什麼動機會讓人想知道或想學習「如何去同理病人與家屬？」畢竟，光是告訴他們「那是你的天職！」好像無法很有力的說服他們。尤其這個社會有很多的醫療人員，一聽到民眾說「你沒銅鋰鋅」、這句無限被濫用的話時，只會覺得反感。

我想到過去在教「如何避免醫療糾紛？」主題時，曾置入同理心的教學。畢竟醫療糾紛這樣的主題，還是比較多醫師有興趣、想要關心的。不過，如果學員能夠因為這堂課而學著同理，覺得自己助人而感到很快樂、很感動、很有意義、很有成就感……，那就更好了，這樣才能正向強化同理心。

『醫學系不好考，是不是我們的教育制度，比較適合沒有同理心的人考上？有些人在追求高分的當下，不去理會別人的感受、也無暇回應別人的感受，他們只要專心念書就可以了。』有一次，我在課堂上這樣講。當下一說完，就覺得這麼說不太恰當。回家後，就跟太座分享這段話。

「你這樣說，會讓在座的醫師覺得不舒服！」太座說。

『那我怎麼說比較好？』這下換我變成學生了。

「你要說，他們也是有同理心的，只是從小到大，父母都沒有給他們機會，讓他們可以發揮，很多事就直接幫他們處理完，好讓他們可以專心讀書。所以啊，他們不是沒有同理心，只是一直沒有拿出來使用的機會，很需要有人把它誘發出來。」太座說。

『太好了，妳的說法比較好！』確實，就像太座講的，同理心應該不是全有的或全無的，而是像一個光譜，每個人的同理心分別落在光譜上的某個點，所以有的是程度上的差異，只要經過學習或感受到被別人同理，就有機會被誘發、被拿出來用，然後漸漸提升，並往光譜的另一邊前進。

或許，同理心應該從小在家裡、在學校就學習，而最好的方式就是「身教」，我曾讀到蘇明進老師的書《同理心身教》，裡面就提到「啟動同理心的五個步驟」，我覺得這是一個很好的方式，每一次在同理之後，一定要付諸行動，才算是完成整個過程。

但最重要的仍然是，如何激發醫學生與醫師的「動機」，讓他們想要改變、想要學習，這個是最困難。只是用這是天職、這樣才符合社會期待，用這樣的道德框框去要求，似乎更難以說服無動於衷的人。還是功利一點說，擁有同理心「到底有什麼好處？」和沒有同理心「又有什麼損失？」……

當然，有些醫療人員覺得面對病人或家屬，給予太多的同理心，會讓自己很痛苦，也會變得很容易「疲乏」，熱情終究會被澆熄。所以對於在醫療上的「同理心」教學，我還在摸索中。但我確定的是，展現同理心並不難，關鍵在於有沒有感受到別人的痛，有沒有溫度而已。

「爸，你今天不會去吧？」虎虎參加數學比賽的早上問我。
『媽媽陪你去，爸要去醫院，可能也沒辦法一起吃午餐了。』

「好吧！」我想虎虎也習慣我的缺席了。
『我下午會去買你喜歡吃的牛腩飯，給你當晚餐。』

那天，是星期天。星期天早上去醫院，已經是我的日常了。因為星期六下午以後才進 ICU 的新病人，我沒有先來看看，會覺得不放心。因為有些需要和家屬的溝通、說明，如果沒有在第一時間處理、累積到星期一才做，負面情緒恐怕會在這 24 小時內不斷的醞釀（甚至面臨爆炸性的結果）。

我曾經不只一次被問到：花比別人更多的時間、犧牲陪伴家人的時間，去面對醫療人員眼中那些「不知道同理心」、卻又不斷以「同理心」來「要求」醫療人員的家屬，到底值不值得？我自認為值得，多花這一點時間，我就可以做到很多事，例如：

■ **讓護理師面對家屬時的壓力小一點**
■ **讓家屬了解每一位醫療人員都很用心在照顧病人**

- 讓家屬明白「我們共同敵人是疾病，不是彼此」
- 同理家屬的焦慮、擔心、害怕和無助
- 讓家屬的內疚與自責少一點
- 認知到家屬也是需要被協助的一方 ……

　　一旦發現自己做的事都是有意義的，我就覺得值得了。每一次處理完，感受到護理師的安心、家屬的理解與感謝、自己內心的平靜，就覺得「同理心」是會經過一次又一次的使用被「強化」的，而且真的會「用上癮」。只是，我也不知道自己這樣的信念，會不會有被動搖的一天。

　　「為什麼是要求自己要有同理心，而不去要求病人或家屬呢？」有些醫護人員可能會這樣問。理由很簡單，因為我們是照護提供者、他們是被照顧者，因為我們有受過專業訓練、他們沒有，因為改變自己比較容易。同理心是很難被教育的，可以自省、可以要求自己注意，但無法去要求別人。至於，每次一聽到同理心就生氣的人，大概就是他們總是要求別人先有同理心吧。

ICU × I see U 金句

同理心會因為使用而強化。
展現同理心並不難，
關鍵在於「感受到別人的痛」。

OHCA 能開立死診嗎？
過度防衛的二度傷害

短短幾個字的「不能開立」，是醫師以為在避免醫療糾紛的不自覺行為，但聽在失去親人的家屬耳裡，卻像是一道最嚴厲的指控——死因不單純。我們無法幫家屬痛，但身為醫療人員，可以試著在沒有違法的前提下，盡可能與人方便。

「李醫師，請問一下，這床病人往生的時候，能不能開立死亡證明書給她的女兒呢？」

「不可以喔！因為她是 OHCA（即到院前心跳停止）的病人，依規定死亡證明書必須要報請檢察機關相驗後，由檢察官來開立。」

我聽到護理師正在詢問這個月跟我的住院醫師，也聽到住院醫師的回應。我趕緊趁著短暫的空檔，找來住院醫師李醫師坐下來，想跟他聊一聊「到院前死亡，能不能開立死亡證明書」這個議題。

『為什麼你認為 OHCA 病人不能由醫院開立死亡證明書呢？』我用一個問句，開啟了這個議題的雙向討論。

「我之前在急診的時候，有學長告訴我，只要是 OHCA 的病人，一律都不能開死診的。他還說這是規定。」

『真的是這樣子嗎？那我們來看看法律是怎麼規定的。首先，依醫療法施行細則第 53 條第 1 項規定：醫院、診所對其診治之病人死亡者，應掣給死亡證明書。從法條看起來，醫師對自己診治的病人，有開立死亡證明書的義務。』

「可是，不確定死因的情況，不是不能開嗎？」

『那就你所知，你覺得這床阿嬤的死因是什麼？』

「阿嬤是中風之後就長期臥病在床的病人，因為肺炎併發敗血性休克，另外她還有心臟衰竭的問題。我自己估計是這樣子，但是不能百分之百確認，所以還是不能開死亡證明。」

『你知道根據法律規定，醫師在什麼情況下不能開立死亡證明書嗎？醫師法第 16 條規定：醫師檢驗屍體或死產兒，如為非病死或可疑為非病死者，應報請檢察機關依法相驗。』

「喔，原來是非病死、或有懷疑非病死，才不能開？」

『是的。那我們再回到這位阿嬤身上，你有懷疑她是意外死亡或是被任何人害死的嗎？』

「是沒有啦！但我也不能百分之百排除啊！」

『不要想太多！你只需要根據手邊的檢驗與檢查資料，在合理的推論下，病人死亡是疾病造成的，就可以開立死亡證明書了。除非是在病人身上看到有外傷、有硬腦膜下出血（可能是撞擊造成）、脖子上有勒痕、有驗到毒物反應或任何可疑的跡象，才要懷疑是非病死。』

「喔，我懂了。只要沒有發現『可能不是病死』的跡象，我就能開立死亡證明書了，即使病人是 OHCA。」

『沒錯！那你再進一步想想看，當你告訴病人的女兒說不能開立死診，要由檢察官開立（報請檢察機關依法相驗）時，代表著什麼意思嗎？』我希望引導李醫師去思考這個議題背後的意義，提升他「同理」的機會，這也是為什麼我要找他「討論」，而不是直接「告訴」他。

「代表我在『懷疑』她的媽媽不是死於疾病，而是意外死亡......，」他的表情突然變了，似乎想到了什麼，也可能是察覺到我要表達的意思了，「或我認為她媽媽是被害死的......天啊，原來是這樣！」

『是啊！這樣短短幾個字的不能開立，卻可能會導致傷心難過的家屬，內疚自責一輩子，而不只是增加她的麻煩而已。』

「對！她一定會想，自己是不是有什麼疏失、沒把媽媽照顧好，醫師才會懷疑媽媽不是因病死亡，而是意外或......被害死的！」看著恍然大悟的他，我覺得這個對話真的很值得。

　　人與人之間，一旦失去了信任，輕則彼此疏離，重則彼此都受到傷害。在醫病關係緊張的時候，為了避免被告或惹上麻煩，有些醫師會有一些過度防衛的醫療舉動而不自覺，以致可能造成家屬的受傷而不自知。

　　「那如果我不要通報檢察官進行司法相驗，可以請女兒把病人帶回家以後，再去找衛生所的醫師開立死亡證明嗎？」我很開心李醫師主動開啟另一個應該被討論的議題。

　　『不行。假如是你不能開立、必須司法相驗，那就代表衛生所的醫師也不能開立。反過來說，若衛生所醫師可以開立的，那就代表你就可以開立，除非 ......。』

　　「除非什麼？」

　　『除非病人是留一口氣回家的。就是在離開醫院之前，病人還有心跳血壓（還活著），那就只能在回家後、心跳停止時，請衛生所的醫師親自進行行政相驗後再開立。因為醫師法第 11 條之 1 規定，醫師要親自檢驗屍體，才能開立死亡證明書。』

　　「喔，我懂了。所以我們也不能請『留一口氣回家』的病人家屬，在病人回家往生後，再回來醫院開立死亡證明書，因為我們沒有『親自檢驗屍體』。」

『沒錯！你學得很快喔！幾十年前，這種情況很多，醫院醫師都會協助開立死診，後來才知道這樣是違法的。除非我們親自跑一趟病人的家裡去看。』

面對家屬失去親人的痛，我們醫療人員能夠協助的，在沒有違法的前提之下，應該盡量與人方便。更要特別注意，一個過度防衛的舉動、一句「OHCA（到院前心跳停止）就不能開立死亡證明書」這樣的話，都是有可能造成家屬不好的聯想，也可能會造成他們的傷害。每個人都可以選擇，當一個更有溫度的人，這種溫度則是建立在人與人之間的信任。

ICU × I see U　金句

過度防衛的醫療舉動或話語，
可能會造成家屬在負面情緒裡，
更為負面且傷痛的聯想。

不是我不向你解釋
而是**你並非病人家屬**

「我們這床還沒有解釋耶！」在做例行說明時，有位中年婦人跑來打岔，還用很大的聲量喊著。我當然知道她八成是來亂的。『請問你們是哪一床的家屬？』婦人身邊還跟著一位中年男性，看起來應該是新病人的家屬，因為我沒見過他們。……

『請問你是病人的什麼人？』這是解釋病情前一定會確認的。因為正常情況下是不能向家屬或病人以外的人說明病情的，不論關係多密切、感情有多好，除非取得病人或家屬的同意，但確實很常遇到「非家屬」來要求說明病情的。

來亂的中年婦人

在 ICU 裡，我都習慣先向新病人的家屬說明，再回頭去找舊病人，通常舊病人的家屬因為熟悉了，多半能理解並耐心等候。記得有次在做例行說明的時候，有位中年婦女跑來打岔，還用很大的聲量這樣喊著：「我們這床還沒有解釋耶！」

『請問你們是哪一床的家屬？』我好奇的詢問。她的身邊還站著一位中年男性，看起來應該是新病人的家屬，因為我見都沒見過他們。

「第○床的啊，太誇張了吧，昨天也沒有醫師來跟我們解釋啊！」我當然知道她是亂講的。

那天雖然是我過完年後第一天上班，但代我班的醫師一定也會跟家屬做說明，或許是她昨天沒來，或許是來的時候雙方沒遇到。總之，我沒有立即反駁她，而是請她先稍等一下，告訴她等我解釋完手邊這一床，就會馬上過去。

接著，我把剛剛被打岔的部分說完，再去跟本來排在下一床的家屬說聲抱歉。每次遇到這種「鬧場」的人，我都要盡量調整呼吸，把自己的怒氣先消化一下、找回一絲理智，讓杏仁核不要輕舉妄動（杏仁核是大腦的情緒管理中心），並往第○床走去。

『妳好，我是陳醫師。請問一下，你是○○○的什麼人？』照慣例我這樣問，即使她很急，確認身分還是一定要的。

「我是○○○的朋友。」靠，右邊走。朋友也敢來這裡大小聲，看我怎麼接招。

『朋友喔，謝謝你對病人的關心。』我當然沒有失控。聽我這樣說，她本來抱著要大吵一架的氣勢，馬上就弱掉了，『但我們只能向家屬說明病情，除非病人或家屬同意。』我接著說。

「昨天也不跟我們說，現在也不跟我們說，你們有找到他的女兒嗎？有去報警了嗎？」她的聲量突然又越來越大。

『醫院社工已經有在幫忙找家人了，當然也會請警察協尋。』此時，我還是按捺住我的聲量說完。

整個 ICU 一起撐起的氣場

因為她的「大嗓門」，其他床的家屬都紛紛往這邊看過來了。我看是時候到了，換我提高聲量告訴她（但聽得出來不是要吵架喔）：『小姐，這裡是醫院、是加護病房，住著很多病情嚴重的人，妳已經嚴重干擾到他們的治療了。』

語畢，我用手指在空中畫過每一床。她把頭左右轉了轉，大概是感受到其他床家屬銳利的眼神了吧，察覺整個情勢對她很不利，頭才稍稍的低了下來。

『我們只需要對病人和家屬負責，不需要對妳負責。謝謝妳對病人的關心，妳現在可以離開了。』我趁勢補上這一句。

「你們還是要認真的找她女兒啦！」她一邊說一邊步出加護病房的自動門。接著，主護帶著笑臉，向我比了個手指愛心。

「她昨天也是這樣鬧。我都只能靜靜的站著聽她大小聲。陳醫師，你真的太帥了，太崇拜你了啦！」一旁的護理師宜屏說著，又給我比了一個大愛心。其他同事見狀，也跟著比愛心。

『哈，我沒有要跟她吵啊！我只是先給她臺階下，再讓她看看局勢，讓她自己判斷下一步該怎麼走而已。』說完，我趕緊回去繼續和其他病人的家屬說明。

轉身之後，隱隱約約聽到有人在背後補了一句：「你不用吵，氣勢和眼神早已震攝住她了！」

一封要求調閱病歷的法院公文

雖然沒有特別規定，但任何「家屬」要進 ICU 前，我至少都會要求護理師，詢問來訪者與病人的關係，並記錄在病歷中，不能只說是親戚，而是要說出稱謂，即使是子女也要講排行第幾。此外，還會詢問探訪者「你要來看哪一位病人？」至少要說得出病人的名字。

之前就曾經有遇到家屬會客前只報床號，一進門就在病床邊哭哭啼啼了老半天，後來才發現找錯床了，躺在那張床上的，根本不是自己的親人。當然，更嚴重的情況也是有。

「陳醫師，我這裡是病歷室，有一封法院送來的公文，說是要來調病歷，你有空下來看看。」

每次接到法院要調病歷的公文，都會覺得很不安。還沒確認公文的內容前，心裡頭就不斷回想，最近有哪一位家屬不滿，還是哪一位病人沒有處理妥當？是我自己的醫療糾紛，還是只是當證人的通知？最單純、樂見與希望的，當然是保險理賠問題要調病歷。

帶著不安的心情到了病歷室。好險，不是醫療糾紛。法院來的公文寫道，這是為了調查一起「偽造文書」的案件，來文

詢問某月某日病人的意識狀態，與在該狀態之下，病人是否能夠表達自己的意志。

隨後，我翻了翻護理記錄，裡頭如實填寫：病人昏迷指數只有 8 分，屬於重度昏迷，無法表示自己的意志。

心想，到底是偽造什麼文書？

這位病人是幾個月前往生的一位老先生。老先生是一位中醫師，自己有開診所，他因為肺炎導致呼吸衰竭而插管使用呼吸器，併發多重器官衰竭。從住進加護病房、到往生之前，都是昏迷的狀態。

後來，遇到醫院的社工師，我就請他打聽看看是發生什麼事了，才知道，原來是老先生診所的某幾個員工，怕萬一老先生病逝了，他們可能會領不到薪水，所以就偷蓋他的手印，自行去郵局把錢提領出來。其他的員工覺得不妥告發，事件才曝了光。

ICU 探訪實名制的必要性（不只為了防疫）

突然想起，老先生快往生的前幾天，發生了一件有點奇怪的事。那天下午，我看到一位年輕人在會客的時候，緊緊握著老先生的手，但一看到我靠近，年輕人卻匆匆忙忙丟開老先生的手，同時把手中的東西往自己的口袋裡塞，離開的很倉促。

『剛剛來的是老先生的什麼人？』我詢問護理師。

「他說是他的家人。」

『家人？那他們是什麼關係？』

「不知道。」

『下次一定要問清楚，他是什麼家人。我記得老先生是獨居，沒有家人來看過他。』除此之外，我還特別提醒護理師要把這事寫進護理記錄裡，並詳細記下病人當下的意識狀態。

印象之所以會這麼深刻，是因為我在老先生病危時，曾經特別拜託社工師去協尋老先生的家人。社工師和里長、戶政事務所、管區派出所等單位聯繫後，才得知老先生單身，長期獨居，沒有家人。

目前臺灣加護病房的會客探視，並沒有嚴格進行身分的查證。只要念得出病人的名字，說是病人的朋友、外甥（女）、老闆、員工等，即使不是親屬，也可以直接進入加護病房探視，有些規定嚴格一點的醫療院所，則會要求有家屬陪伴或同意才可以放行。

我之前到過新加坡的醫院，他們對於探病訪客的管制相對嚴格，任何人（包括病人的家屬）都要以身分證做登記、換成訪客證，才能進入 ICU 探病。

　　新冠肺炎期間，為了防範疫情，臺灣的 ICU 訪客才開始被要求留下個資，以便日後有需要的時候，進行疫情調查。其實，我蠻希望即使在疫情過後，各醫院 ICU 也能繼續保持這樣的做法。

　　這樣的身分核對與確認，在加護病房裡很重要，尤其是當病人昏迷、插管、無法表達時。我始終相信人性本善，但防人之心不可無，對於不常來的家人，則盡量不要讓來訪者與病人單獨相處（至少要有護理師陪在一旁）。或許有一天，病人的仇家會找上門也說不定。

ICU × I see U　金句

❝ 我只需對病人和家屬負責。
打擾到 ICU 安寧的人，
我有責任讓他知道事情的嚴重性。❞

塞爆的急診室
大年初二症候群

之所以特別講這個現象，並不是要揶揄什麼人、更沒有要否定子女的孝心，只是想要提供幾個可行的方法，緩解一下「大年初二症候群」，讓大家能珍惜一年當中好不容易相聚的時刻，別讓老人家在人山人海的急診折騰著。

「大年初二症候群」或稱為「回娘家症候群」，其實是「天邊孝子症候群」的一種表現。在農曆新年期間，急診室通常都特別熱鬧、非常擁塞。推測主要原因有以下幾個：

■ 新春假期大部分的診所和各大醫院的門診都停診了（醫師、護理師、醫院的工作人員也要過年啊），於是不論大病或小病、緊急或不緊急，只要想看病的人，通通都跑去急診室了，因為只有這裡有開。

■ 適逢流感旺季，加上返鄉人潮、家人群聚，為病毒製造了極佳的傳播條件。有時候，南北交流還可以交換不同的病毒株感染。（不過，新冠疫情期間，大家養成戴口罩、勤洗手的習慣，流感的量或許會比較少。）

■ 農曆新年正好是冬天。天氣冷會使血管收縮加劇、血壓上升，老人家或三高病人若沒注意保暖，很容易發生心肌梗塞、腦中風。此外，乾冷空氣會刺激呼吸道，因為氣喘掛病號的人也會比平常多。

■ 年假期間，大吃大喝、毫不節制，以致消化不良、腸胃炎、食物過敏、酒醉、痛風發作的人都變多了。（根據衛福部近年來統計，急診在農曆年期間收治的病人，腸胃炎每次都名列前 3 名。）

■ 難得一放就是好幾天連假，當然要好好把握機會出遊，於是到處都是走春的人潮，路上的交通工具變多了、人也變多了，發生車禍的機會跟著變多，因為意外、遊玩而受傷的人也比較多。

■ 很多醫院因為病人能出院的，都會出院過年去，同時也為了讓醫護人員能有機會回家團圓，會「關病房」縮減人力，由於院裡病床數暫時減少，因此在急診「留觀」等病床的時間就會變長，幾天下來，人就越累積越多了。

　　不過，到底哪一天的急診人數是最多的呢？根據往年的統計來看，就是在「大年初二」。有些人可能會猜除夕。確實，除夕的急診人次也不算少，不過在白天、晚餐之前，或許是忙著除舊布新、打掃環境、料理、圍爐，急診是相對平靜的，通常是在吃過晚餐以後，人潮才會紛紛湧現。可是，再多也多不過大年初二。

　　大年初二急診室人潮暴增、中午過後人數成長更明顯，和農曆過年的習俗大有關係。一是有不少人忌諱大過年去醫院，覺得除夕、初一去看病、打針、開刀會觸霉頭一整年，於是就拖到初二才願意去。二是那天是「回娘家」的日子，嫁到遠方的女兒，終於回來了。

　　大概是因為有好一段時間沒有見到父母，一旦發現父母有些「異狀」，或父母主動表示自己的身體「微恙」，女兒就會感到很不捨，自然想要趕快帶父母去就醫，偏偏這個時間點，就只有急診有開。

　　當然，如果是突發性疾病（發生前多半沒有預兆）、老人家真的很不舒服，或跌倒、暈厥等緊急事件，該帶去急診的，還是要帶去。然而，這期間在急診看到的，很多都是慢性不適，並沒有需要急診的急迫性，像是本來就有高血壓的血壓高、走久了膝蓋會痛的關節退化等，都不需要在年初二去急診人擠人，因為在急診等了大半天，醫師只能開一些症狀緩解的藥，並請他們之後到門診去追蹤。

　　由於女兒（也不限定是女兒）平日沒能陪在父母身邊、許久沒見面，過年回家總是覺得父母和自己想的不一樣，想要多表達對父母的關心是很合理的。父母見到久別的子女，終於有機會和子女講講話、吐露身體長年的不適，希望可以得到子女多一點關注。或許是因為愧疚而急於補償的心理，就在過年期間，硬是把父母帶去看急診。

　　有些子女還會一味責怪和父母同住的兄弟姐妹或嫂嫂、弟妹，為什麼沒有把父母照顧好，即使他們平日都有帶父母定期就診與追蹤。有些子女則會心急到叫救護車，救護人員戰戰兢兢以為是緊急任務，到了現場才發現原來是女兒回娘家，為了表示孝心與貼心而已。

　　「大年初二症候群」是「天邊孝子症候群」的一個分支。這樣的情況也會出現在除夕夜的圍爐之後，因為返鄉的「孝子」為表示孝順，也會在這個時候帶長輩去急診看「慢性病」，而且還會一家大小全體出動。結果就是讓好不容易盼到與子女相聚的老人家，在人山人海的急診折騰著。

　　老人家有很多的「症頭」，是待在舒適的家裡、有子女陪著他閒話家常、團圓用餐就可以不藥而癒的。之所以特別講這個現象，並不是要揶揄什麼人、更沒有要否定子女的孝心，只是想要提醒大家，珍惜這一年當中好不容易的相聚，好好把握時間陪伴父母。平日無法陪在父母身邊的話，不妨參考以下幾個做法，終結你的「大年初二症候群」：

■ 回家前，先電話詢問父母身體狀況、或有沒有需要（想要）的東西。針對他們的需求與情況，多帶一些補品、保健品、止痛貼布，來孝順父母。

■ 如果能力許可的話，紅包可以考慮包大包一點。除了展現祝福與誠意，也讓父母知道外地的子女過得還不錯，讓他們少一點擔心。

■ 對於和父母住在一起、長期擔任主要照顧者角色的兄弟姐妹或嫂嫂、弟媳等任何人，不僅要給予信任，更要適時表達感激之情。

■ 最後，也是最重要的，就是平常多打電話、多關懷，好不容易見了面，要多陪父母聊天、抱抱他們，不要只顧著和兄弟姐妹打麻將。

大過年的，不是特別緊急的醫療問題，就別把時間耗在急診「等待看診」上了，錯過了天倫之樂不說，待在人擠人的急診室裡，老人家的感染風險也比較高。真的有就診需求、尤其是存在已久的「老毛病」，子女不妨協助長輩上網預約年後的門診，讓他們不必到醫院去排隊等掛號。

ICU × I see U　金句

老人家很多「症頭」，
是待在舒適的家、
有子女陪著他閒話家常，
就可以不藥而癒的。

真心**關懷**5步驟：
請／要／詳／細／說

多數病人或家屬看似無理的要求，是因為所獲得的資訊不足所導致。這個活動的最終目的，就是要表達對病人和家屬的關懷，並讓他們感受得到。不只醫師、護理師，從環保阿姨、警衛到院長，都要學習並實踐這5個步驟。

多年前，我參加過一場很不一樣的會議。在進入會場之前，兩方的代表恰好在會議室前的廊道相遇了。我因為認識大部分的對方代表，便向他們一一點頭致意，他們也點點頭回應我。會場裡，我方與對方分坐在一張U型會議桌的兩側，分別代表醫院與家屬。

差不多坐定之後，長子拿出往生者的相片，那是一張一般會放在靈堂上、有相框的大頭照，他以顫抖的聲音說「對不起，我今天有帶媽媽來，想聽看看你們會怎麼說。」

我不確定他的顫抖是因為他的心情太激動，還是擔心我們會因為他的舉動、感到觸霉頭而生氣。說完，他便把照片放在他的椅子後，靠著牆壁立著。

『既然媽媽也來了，我們是不是讓她坐在椅子上一起聽？』我提出這個建議。同時示意在場的同事，挪了一張椅子到長子旁邊，並協助把照片放到椅子上。

我不是會議的主持人，但是我是最後照顧這位病人的主治醫師，和她的孩子都很熟悉，所以很自然的做出這個邀請。接著，在會議主席說完開場白、雙方各自介紹此次協調會的代表之後，就由我針對家屬的疑問，一一做回覆。

「我們並沒有要特別求什麼，只是要個真相。如果醫療過程有疏失的話，就是要有個道歉，還給我媽媽一個公道。陳醫師，您在加護病房對媽媽的照顧、對我們的說明都很清楚，您的部分我們都沒有意見，也很感謝加護病房的醫護團隊。我們有疑問的是，一般病房的李醫師的處理方式。」長子說到這，停頓了一下。

「您剛剛說，該做的李醫師都有做，可是他從來都沒有告訴過我們，他到底做了什麼事啊！每一次查房都是來匆匆、去匆匆，稍微多問一句，他就顯得很不耐煩。每一次出現都站得離我母親遠遠的，實在感受不到他有在關心我母親。有時候，我們專程請假來醫院，就是想要多了解一點媽媽的情況，卻常常遇不到醫師。」女兒接著說。雖然他們心中有著許多疑問，仍然心平氣和的表達。

『從病歷記錄看起來，你們關心的問題，李醫師全部都有處理。只是每一位醫師的個性不太一樣，即使他們都很認真。

有些很健談、會主動與家屬多聊一些，有些不善言辭、默默的做。針對這些問題，我們內部也有在檢討與改進，並以清楚說明每一個治療計畫與病情變化為目標，期待能讓家屬因為了解而感到安心。』

『除此之外，主治醫師正在門診或做檢查的時候，也會交代專科護理師代為說明病人的情況，必要時，家屬也可以請專科護理師跟主治醫師約時間，這樣醫師也能盡量把事情排開，家屬就不會專程請假過來，卻白跑一趟。』

「你們知道嗎？我們就是對你們醫院真的很信任，才讓媽媽來這裡做治療的，但是媽媽竟然在這裡往生了，這裡變成讓我們傷痛欲絕的地方，我們甚至不想再踏進來這裡一步。今天來這裡開協調會，我們的心情也是很難過。」有個家屬一邊拭淚一邊說。

「聽到你們這麼說，我也是感到很難過。我在這家醫院已經待了二十多年了，這裡就像是我的家。其實，我很謝謝你們願意把心裡的話說出來，讓我們知道自己哪裡還可以做得更好。」護理部副主任講著講著，聲音也哽咽了起來。我聽了，忍不住就流下眼淚。

這不是我第一次參加協調會，但我很少看到這樣的協調會，沒有拍桌子、沒有大小聲，就只有大家哭成一團的。說實在的，每一位家屬都很明理、很善良，主治醫師很盡責、很專業，就是因為沒有「好好說」，才造成彼此之間的誤會與不諒

解。疾病就是這麼無常，就算所有人都盡全力，有時候，結果還是會不如人意。

由於意識到醫師針對病情做說明時，可能會發生醫病認知上有所落差的問題，醫院正在推動一個「請要詳細說」的活動。我們把這個訊息告訴在座家屬，並同步希望他們有機會回到我們醫院，看看我們努力改變的成果。不過，家屬並沒有給予回應。

「李醫師，你難道沒有什麼話要跟我太太說的嗎？」
「爸，你不要逼他了，他就是這樣。我們走！」

『我們是不是大家一起起立，向○女士鞠躬致意？』我看得出來，李醫師很為難。所以提出這樣的建議，陪著李醫師致意，他比較不會覺得不好意思，或說比較不會覺得委屈。

這次的協調會後，透過家屬所反應的各項問題，的確有值得醫院去重視與努力改進的地方。從那一年開始，醫院就推動〈真心關懷我，請要詳細說〉的活動，以減少病人或家屬不了解醫療人員的職務角色、不清楚治療內容或下一個治療步驟、不理解等待的必要性及得不到期待的回應等，所衍生的誤會與紛爭。畢竟，多數病人或家屬看似無理的要求，是因為所獲得的資訊不足所導致。

〈請要詳細說〉這個活動是從美國 UCLA 醫院執行長芬柏格（David Feinberg） 所推動 CICARE 活動衍生而來的（詳情可

參考《卓越來自關懷》一書）。推動這個活動的目的，是為了表達對病人和家屬的關懷，並促進良好的醫病溝通。全院從環保阿姨、警衛到院長，都要學習並實踐這 5 個步驟：

 請 問候：**眼神交流、手勢輔助、適當口氣與稱呼**

簡單的問候能夠和病人或家屬建立連結，也能夠了解說話的對象是誰。很多醫師解釋病情的對象是看護，真正的關鍵家屬並沒有在場。所以，在需要做重大決策或病情惡化時，一定要聯絡到關鍵家屬，並向他們一一說明與解答，這樣可以減少轉達時的誤會。

 要 介紹：**介紹姓名（小名）、職別、角色、任務**

我們遇過主治醫師是女性，明明已經向病人和家屬說明很清楚了，家屬卻說沒有醫師去看他們。原來，刻板印象讓他們誤以為做說明的醫師是護理師，加上在急診室裡醫師和護理師都穿工作服，也難怪病人或家屬分辨不出來。所以，在說明病情之前，一定要先自我介紹，交代清楚自己的職別、角色和任務。

 詳 說明：**處置說明、配合事項、可能的影響**

盡可能在任何治療開始之前或實際情況允許的第一時間，詳細說明醫療處置的方式、病家（病人或家屬）需要配合的事項、疾病未來可能的進展、進行治療後可能發生的影響（併發症或後遺症等）。雖然說效率很重要，但為此忽略醫病間的溝通，可能會使治療變得很不順利。

問答：詢問疑問、顧慮與需求，即時回應和處理

如果只是醫師單方面的說明，醫病間的認知難免有落差，所以每一次醫護人員說明結束之後，一定要記得詢問病家是否還有疑問、顧慮或其他需求，以建立起醫病之間的雙向溝通關係。鼓勵病人或家屬提出心中的疑問，並即時給予回應、最好是立即做處理。

告退：說明後續處置、告知下次再訪時間

與病家結束談話後，要告知下次再訪時間，像是隔天早上有門診，下午 3 點後才會來查房，就要先告知，家屬就不會請假來等。還有在急診問診結束時，告知檢驗結果需要等多久、及結果出爐會有醫師主動找他說明，這樣病人才知道如何期待，才不會每 5 分鐘就問護理師：報告怎麼還沒出來？醫師怎麼還沒來？

215

ICU × I see U 金句

許多病人或家屬的無理要求，
是獲得資訊不足而造成的不安。
不僅要講清楚、說明白，
還要讓他們感受到「關懷」。

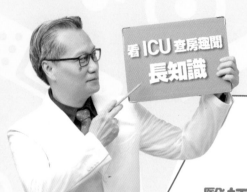

醫師的翻轉人生

　　有位醫師指著電腦螢幕上的腦部電腦斷層畫面，正在跟家屬說明病人目前的狀況。

　　醫師：「你爸爸的左大腦有出血的現象。」
　　家屬：「醫師，可是你指的是右邊耶。」

　　傳統上，醫學影像所顯示的左右側，和觀看者的左右側恰恰好相反。因為就像和病人面對面，必須用當事人的左右邊來做說明。所以，每次醫師在向病人解說 X 光或斷層掃描時，得先跟病人或家屬說明「影像的右邊，是病人的左邊」。

　　這樣的左右翻轉，初學者常常會搞混，所以在關鍵時刻（如手術前），醫護人員都必須再三確認，是左邊還是右邊，以免發生失誤。但在已經習慣這樣的左右翻轉模式之後，回到日常生活中，卻又經常搞反而感到困擾。

　　例如，聽人指著照片說「站在老師右邊的就是我」，卻忍不住往照片的左邊去找，也常常看著地圖或路上的指示標誌卻報錯邊，好幾次看著眼前路標報路「前面路口右轉」，卻被太座糾正「拜託，明明是左轉好嗎！」這樣的左右翻轉人生，不知道有沒有解。

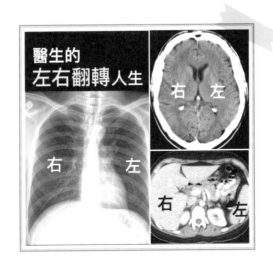

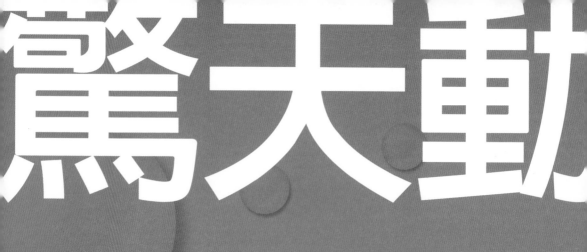

驚天動

彩蛋篇

地放閃專區

我與金太座的相遇、相處、相知相惜，總是如此驚天動地，讓我難以忘記。

得來不易的「園」分

　　那晚，我好不容易把所有的行李都裝箱完畢了，就等著隔天一大早、搬家公司過來，就會把我來臺灣這 9 年來的家當，和我一起載回臺北，結束這為期 1 個月，在彰化基督教醫院急診的意外之旅。醫學系畢業後，我離開臺大，在外面的醫院「流浪」了一年多，存了一點錢，還是決定回到臺大，接受內科專科的訓練。

　　剛躺下去沒多久，突然一陣天搖地動。嗯，有地震。這是在臺灣「適應」好多年之後換來的鎮定。馬來西亞不會有地震，到臺大讀醫學院、第一次體驗到地震時，我曾經也驚慌失措。加上那晚真的很累很累，累到我連眼睛也懶得睜開。我心想，就和之前一樣吧，應該很快就會停止了。

　　但這次的地震似乎有點不一樣 ......。不對！是很不一樣。不僅搖得特別的劇烈、持續時間特別的長，而且還是上上下下、垂直的震盪。緊接著，我被房間裡櫃子倒下的聲音嚇了一大跳。心想，我要如何才能逃出去？要往下跳嗎？可是，我的房間在 4 樓耶！

　　不能再考慮了，隨手抓了我的霹靂包，踏出房門才驚覺整棟宿舍都停電了，只能摸黑下樓。沿途就聽著宿舍其他同仁的聲音、跟著前方手電筒的微落光線，魚貫往大廳前進。好不容易到了大廳，一次又一次的餘震，伴隨一陣又一陣的驚呼。大廳外，停了一臺接駁車，有人提議去急診幫忙。反正房間也回不去，我就上車了。

　　到了急診室後，隨著時間一分一秒的過去，送進來的病人的情況也越來越嚴重，幾乎都是外傷的病人，還是菜鳥內科第一年住院醫師的我，也沒能幫上什麼忙。倒是被我稱為「學姐」的資深專科護理師熟練的處理著，唯一的不同是，穿著睡衣、素顏、戴著眼鏡，跟平日穿著滾藍邊白袍、霸氣拿著「持針器」的學姐，多了一份溫柔，不再那麼有距離感。

　　這個當年「勇敢強捍」的急診專科護理師，處理病人快速又俐落，看在我眼裡，只有滿滿的欽佩。後來得知她竟然是曾經鑽進因為地震倒塌的大樓（員林龍邦大樓）裡，協助救援與處理傷患的護理師勇者之一。

由於宿舍沒水、沒電，結構也不知道安不安全，我連續兩天都只能躺在醫院附近公園的草地上睡覺。每每看著手中的護照，就在思考著：對生命來說，什麼東西才是珍貴的？我要不要就回去馬來西亞算了？……

又過了幾天，有人通知我，說可以進去宿舍搬東西了。我用最短的時間收拾好，依原定計畫北上。往臺北的路上，沿途的滿目瘡痍讓人不忍直視，我只能閉上眼睛，繼續想著下一步要怎麼走。

誰都沒有想到，這一場撼動全臺的大地震、那一夜在急診的相遇，竟然讓我欽佩萬分的專科護理師，變成大家口中的金太座（在臉書上，大家已習慣稱呼我太太為金太座）、虎虎的媽。地震把我多留在彰化幾天，而彰化成了我在臺灣的家，在此落地生根三十年。

對於大自然的無常，雖然餘悸猶存，卻也感激老天爺的美好安排。後來，9月21日被定為國家防災日，近幾年，每一

次的「國家級警報」發訊演練，都在提醒我把握每一個得來不易的相聚，也提醒我 1999 年的相遇紀念日。

　　每次在臉書發文，粉絲就會提醒說要安好太座，不然就可能要去睡公園，回想起來，才驚覺原來睡公園的「園」分，從那時候就開始了。

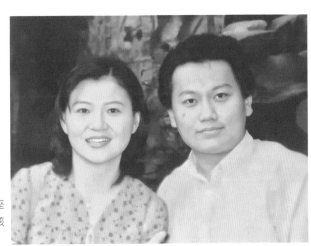

二十年過去，我與金太座
除了變瘦之外，其他應該
都沒有什麼變吧？

太座生日的另一重意義

　　一則馬來西亞加護病房火災的新聞，勾起了我一段塵封已久的回憶。那是好多年前的事了，印象中，是那天下午三點發生的事。當時，我正向家屬宣告完病人死亡，坐在護理站放空，卻被突然的廣播聲嚇到。

　　「全院綠色！全院綠色！」
　　刺耳的擴音器急促的播放這四個字。

　　『什麼是綠色？』
　　我趕緊抓了一個護理師詢問。

　　「是火災！」
　　護理師似乎也對警報聲一頭霧水。

　　『是在演習嗎？』
　　我希望是，但演習很少不事先通知。

　　「不知道！」
　　眼前幾個護理師都慌張起來了。

　　我馬上衝到加護病房出入口，自動感應門一開，眼前的走道已經是煙霧瀰漫，只見每一個人都在奔跑。可是加護病房裡的人，都還不曉得到底發生什麼事，我趕緊敲破警鈴的壓克力，按下警鈴、發出警報。

　　然後，我回到加護病房，請所有的家屬趕快逃命，包括那位剛剛才被宣告死亡的老先生的兒子：『你趕快逃吧！我們會再和你聯絡的！』

　　這時，我的思緒很複雜，腦袋裡各種念頭紛紛湧現出來，包括最壞的打算：
　　「加護病房的重症病人，要怎麼做才能安全撤離？」
　　「只有5個護理人員，如何在最快時間撤離11床病人？」
　　「火災是發生在幾樓？發生在哪裡？一定要撤嗎？」
　　「要不要乾脆打破窗戶？這是撤離的一條路嗎？」
　　「不知道今天晚上還能不能見到太座和虎虎？」……

『林副,您知道我們這棟是哪一樓發生火災嗎?』我打了一通電話,希望能了解多一點狀況,好知道如何下決定。答案當然是「不知道!」其實,待在加護病房裡,根本不會知道外面發生什麼事情。

我的內心是非常掙扎的,因為撤離加護病房的重症病人,工程非常的浩大,真的就是「冒著生命危險」的事。一方面擔心若不是必要的撤離,將會讓這些重症病人暴露於額外的危險當中,一方面又擔心若撤得不夠快,就很有可能會來不及。

「陳醫師,我們要撤嗎?」
護理師問我。

此時,加護病房的兩道自動門再度打開,門外已經是伸手不見五指。自動門關閉之前,跑進來了幾位本來在樓上上課的加護病房護理同事。她們聽到緊急廣播後,沒有立即逃離,反而是回到單位裡來幫忙。

我就像是看到救兵一樣,大喊『撤!』

　　護理長聽我這一喊，就開始指揮大局。醫師生存守則的第一條「火災的時候，一定要跟著護理人員逃，才能保命」，我們依循著護理長的指示，就照平時演練時的 SOP，陸續把病人撤離到安全的地方。終於撤到剩下最後一床——就是那位剛往生的老先生，此時，加護病房裡已經瀰漫著嗆鼻的濃煙，幾乎看不見周圍的人事物了。

　　「陳醫師，快走，要來不及了！這一床也要推走嗎？」

　　『要！』我很清楚的知道，我不能留下老先生，不僅是對老先生家人的承諾，心中更擔心的是輿論的壓力。要嘛一起出去、要嘛一起留下來，絕對沒有第三個選項「放下他，自己逃命去！」

　　不幸中的大幸是，加護病房所在的這棟大樓有空橋連接到另外一棟大樓，因此我們得以「水平」撤離病人，不需要上下樓梯。多虧加護病房團隊平日扎實的防災演練，也非常感謝護理師在危急時刻，仍然心掛著病人、回到單位裡來幫忙。結局是慶幸的，所有病人都沒有因為這場火災而受到傷害。

　　警報解除之後,病人回歸加護病房,大致整理完、安頓好之後,我就回家和家人共進晚餐了。這一餐很簡單,沒有大魚大肉,但我心中卻充滿著無限的感激,含著淚水,嚥下每一口飯菜。這一天,是太座的生日。從此以後太座的生日,又多了一層重生的意義。大家應該就知道,為什麼我總是把「安太座」掛在嘴邊了吧?

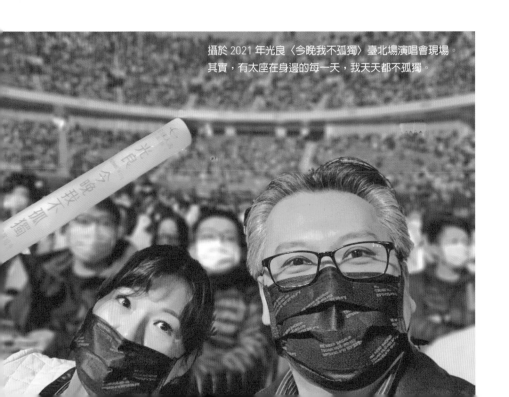

攝於 2021 年光良〈今晚我不孤獨〉臺北場演唱會現場。
其實,有太座在身邊的每一天,我天天都不孤獨。

能在一起，平安就好！

2016 年 2 月 6 日發生的臺南大地震，虎虎嚇壞了。凌晨時分，我們都在巨烈搖晃之下驚醒，閃過散落一地的物品、桌椅、書籍，穿了外套、拿了手電筒，正要逃出家門時，聽到水聲。循著水聲過去，發現水不斷從房間裂開的牆壁冒出。我和金太座正在想著要如何處理時，虎虎一臉驚慌的吵著，他只想要趕快逃出去、離開這裡。

情急之下，我們只能先關掉電源，棄屋逃命。心想，反正那些東西都只是身外物，只要全家人能在一起，安全就好。

我們一家三口手牽著手，摸黑走樓梯下樓，途中還要穿過層層障礙物，有鞋子、鞋櫃、雨傘、安全帽、腳踏車……，什麼都有，任何「隨手」擺放的東西，都成了危害逃命的路霸，好不容易才抵達社區大廳。

待在一樓大廳裡，這感覺竟是那麼的熟悉。我和金太座正是在 921 那年，在彰化基督教醫院的員工宿舍大廳相見。那時，聽到廣播的我們都不假思索、搭上接駁車回到急診幫忙，金太

座甚至還前往倒塌的大樓現場救護。那一年，我們都還單身，都還可以奮不顧身。

這一次，我們一起牽著虎虎，多了一份牽掛。在大廳裡，只要一有關門聲、天花板漏水的水聲、吹過破窗的風聲，一點點風吹草動，他都有如驚弓之鳥，端著蒼白的面色不斷重複的問我：「爸，還會有地震嗎？」

縱然非常不捨，我還是得告訴金太座，如果接到醫院「333（指大量傷患）」的傳呼，我就要第一時間回去醫院（雖然我正在休假中），屆時虎虎就只能由她一個人照顧了。

金太座紅著眼眶，向我點點頭。我想，每一位醫師的太太，大概都像金太座這樣，能夠體諒病人比自己更需要自己的「先生」吧？

我心裡還是牽掛著加護病房的重症病人。我找了個時間，

直接打電話到 8AI 加護病房確認，護理小組長羅姐告訴我，病人都還好。

天漸漸亮了，早上我再親自去一趟加護病房巡視，確認沒有臨時被醫院召回，於是我就能繼續放假，只需要依過年排班時間，年初二再回去接替同事即可。

在加護病房的主治醫師，過年班都是兩個人一組、互相支援，一個人從小年夜放假至大年初一，另一個人則是從年初二放假到年初四。當了加護病房的主治醫師以後，過年再也沒有「全部放假」這回事，連假就只能放一半，放前半段或是放後半段。

地震之後，虎虎不願意再回到家裡。反正家裡沒水、沒瓦斯、沒電，又時值冬日，短時間內，實在也沒辦法住了，我便決定先把虎虎和金太座送回彰化娘家（岳父岳母的家），兩天後再自己回來臺南上班。

那是虎虎第一次要求我陪他一起睡（他出生之後，都是黏著媽媽睡的），看著好不容易睡著的他，好幾次被屋外的機車引擎聲驚醒，我抱著他安慰著，眼淚竟不自主的流下來，除了不捨，更多是自責。

一直以來，為了自己在加護病房的工作，方便在夜間隨時可以到醫院，所以住在醫院附近的老舊大樓。我輕聲的告訴虎虎：「你不要害怕，年後我們一定會搬家的，這兩天爸爸都會陪著你。」

只是那幾天聽不見虎虎平日的笑聲，連本來最喜歡吃的食物都不吃了，一直搓揉手指，一直嚷嚷著不要再回到房子裡，時不時都握著我的手在問：「爸，還會有地震嗎？」

為此，向來不迷信的我，不只主動問他，要不要和爺爺（他從小習慣稱呼外公為爺爺）去拜拜，竟然也讓阿嬤（外婆）帶他去「收驚」了。

　　對於金太座，我也是滿愧疚。平常要她忍受老公突然在半夜「消失」、在兒子的各種重要場合中缺席，甚至還要在她最驚慌失措時，留下她獨自照顧孩子。

　　反而是她告訴我：「兩次的地震，我們都在重災區。兩次的地震，我們都能夠在一起。平安就好！」真的，能平安，就已經是最好的事了。

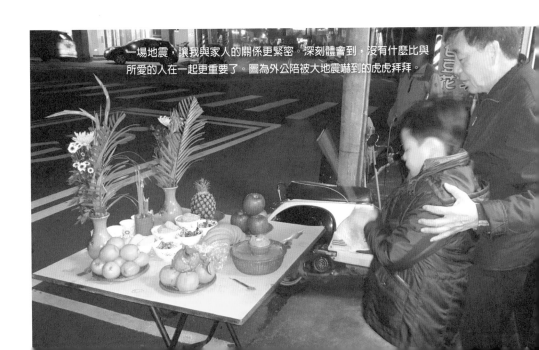

一場地震，讓我與家人的關係更緊密。深刻體會到，沒有什麼比與所愛的人在一起更重要了。圖為外公陪被大地震嚇到的虎虎拜拜。

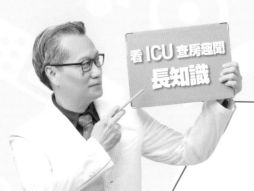

尷尬的定向力評估

在加護病房裡,為了初步評估病人的意識是否清楚,醫護人員常會用一些簡單的問答來確認。通常問到「肚子餓不餓?」「要不要拔掉管子?」這種直覺性強的問題,病人的反應都是相對「快」又好。但護理師有時候也會變換問題來問。

護理師:「先生,你有幾個小孩?」

病人:「3個。」

站在一旁的病人太太:「我只有生兩個......。」

我也曾經出過糗。

『先生,來!你看一下這邊,這個人是誰?』我一邊問、一邊指著站在病床旁的病人太太。結果,病人回答了一個名字,接著就看到太太的臉色頓時變得很難看。(他說的名字另有其人啊!)

這樣的問答稱為「定向能力(Orientation)」的評估,其中包括 3 個向度的定向感──人(person)、地(place)、時(time),

即是否能夠察覺自己是誰、現在身在哪裡、現在的時間。

前面篇章有提到，住在加護病房的病人，偶爾會出現「加護病房症候群（譫妄）」，以致突然對人、時、地感到混淆，日夜會顛倒、注意力也會不集中，甚至出現幻覺等症狀。

這樣的症狀時好時壞、起伏不定，有時候會混淆，有時候卻又很清楚。所以「答錯了」，不一定就是有什麼問題。尤其老人家很常會搞錯地點，明明在加護病房住院，卻說自己在家裡，或說成另一家醫院。若經過提醒後，下次再問就能正確回答的話，就不是什麼大問題。

當然，要是發生像上述那種情況（容易發生家庭革命的狀況），我們就會趕快向病人的太太說明，病人應該是因為「譫妄」而亂回答的，並請她不要放在心上。下次就先跟病人「確認」，再問一個正確的給太太看。不過，太太信還是不信、回家會不會再繼續拷問，我們就不得而知了。

為了避免尷尬的情況，我們還是列入教育訓練，不要再問類似、易引起誤會的問題比較保險。我也有特別交代護理同事，下次如果換我住 ICU 時，拜託也別問我這些問題。

ICU 重症醫療現場 2

用生命拚的生命

作　　者 ❙ 陳志金
選　　書 ❙ 林小鈴
企畫編輯 ❙ 蔡意琪

行銷經理 ❙ 王維君
業務經理 ❙ 羅越華
總 編 輯 ❙ 林小鈴
發 行 人 ❙ 何飛鵬
出　　版 ❙ 原水文化・城邦文化事業股份有限公司
　　　　　臺北市中山區民生東路二段141號8樓
　　　　　電話：02-2500-7008　　傳真：02-2502-7676
　　　　　E-MAIL：bwp.service@cite.come.tw
發　　行 ❙ 英屬蓋曼群島商家庭傳媒股份有限公司城邦分公司
　　　　　臺北市中山區民生東路二段141號11樓
　　　　　書虫客服服務專線：02-2500-7718；02-2500-7719
　　　　　24小時傳真專線：02-2500-1990；02-2500-1991
　　　　　服務時間：週一至週五上午09:30～12:00；下午13:30～17:00
　　　　　讀者服務信箱：service@readingclub.com.tw
劃撥帳號 ❙ 19863813　戶名：書虫股份有限公司

香港發行 ❙ 城邦（香港）出版集團有限公司
　　　　　香港灣仔駱克道193號東超商業中心1樓
　　　　　電話：852-2508-6231　　傳真：852-2578-9337
　　　　　電郵：hkcite@biznetvigator.com
馬新發行 ❙ 城邦（馬新）出版集團 Cite(M) Sdn. Bhd.
　　　　　41, Jalan Radin Anum, Bandar Baru Sri Petaling,
　　　　　57000 Kuala Lumpur, Malaysia.
　　　　　電話：603-9057-8822　　傳真：603-9057-6622

封面設計 ❙ 劉麗雪
封面攝影 ❙ STUDIO X
內頁設計・排版 ❙ 吳欣樺
照片提供 ❙ 陳志金
製版印刷 ❙ 卡樂彩色製版印刷有限公司

初版 ❙ 2021年10月26日
初版8.3刷 ❙ 2022年03月09日
定價 ❙ 420元
ISBN ❙ 978-626-95175-0-3

城邦讀書花園
www.cite.com.tw
Printed in Taiwan

國家圖書館出版品預行編目資料

ICU重症醫療現場2：用生命拚的生命／陳志金
作. -- 初版. --臺北市：原水文化出版：英屬
蓋曼群島商家庭傳媒股份有限公司城邦分公
司發行, 2021.10

　　面；　公分

　　ISBN 978-626-95175-0-3　（平裝）

　　1.重症醫學　2.通俗作品

415　　　　　　　　　　　　　110015951

ICU 重症醫療現場 2
用生命
拚的生命

ICU 重症醫療現場 2

用生命
換的生命

金溫暖
祝福萬用卡

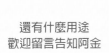

沿線剪下後,做為書籤使用,提醒自己讀到哪。

沿線剪下後,貼在門上、冰箱上等任何地方,感受阿金溫暖。

沿線剪下後,寄給遠方親友,把幸福傳遞給你愛的人。

維持原狀,讓阿金的祝福與故事的溫度,一起加溫。

還有什麼用途
歡迎留言告知阿金

〔阿金醫師粉專〕

〔原水文化粉專〕

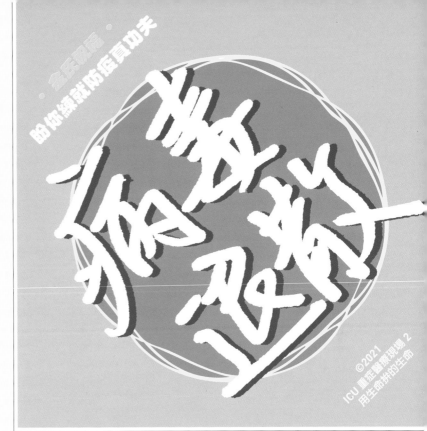

© 2021 重症醫療現場 2
用生命拚的生命

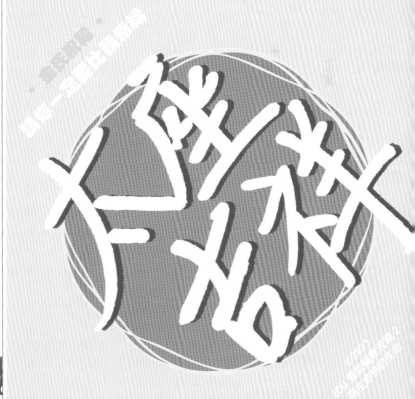

© 2021 重症醫療現場 2
用生命拚的生命

掃描追蹤・阿金醫師

我們的共同敵人是病毒，
不是彼此。

——ICU醫生陳志金（阿金醫師）

手寫文字／金太座・視覺設計／Hua・出品／原水文化

掃描追蹤・阿金醫師

安太座的必要，
身為人夫都要知道！

——ICU醫生陳志金（阿金醫師）

手寫文字／金太座・視覺設計／Hua・出品／原水文化

金溫暖

祝福萬用卡

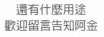

沿線剪下後，做為書籤使用，提醒自己讀到哪。

沿線剪下後，貼在門上、冰箱上等任何地方，感受阿金溫暖。

沿線剪下後，寄給遠方親友，把幸福傳遞給你愛的人。

維持原狀，讓阿金的祝福與故事的溫度，一起加溫。

還有什麼用途
歡迎留言告知阿金

〔 阿金醫師粉專 〕

〔 原水文化粉專 〕

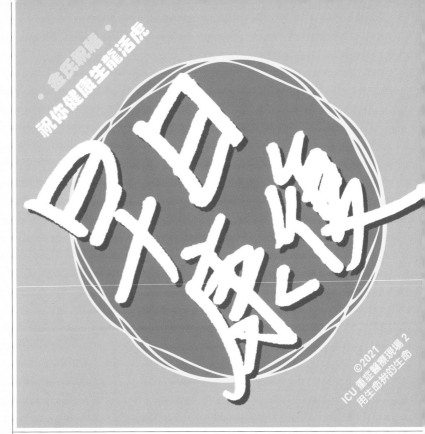

＊ 鈸氏祝福 ＊
祝你健康生龍活虎

©2021
ICU 重症醫療現場 2
用生命拚的生命

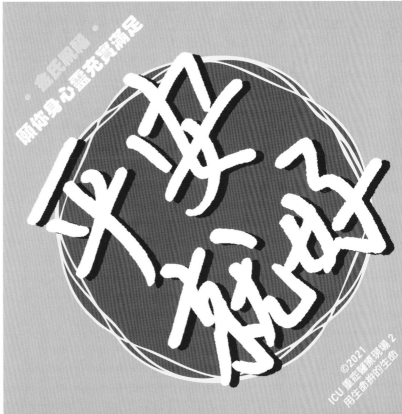

＊ 鈸氏祝福 ＊
願你身心靈充實滿足

©2021
ICU 重症醫療現場 2
用生命拚的生命

郵票黏貼處

每個人都能用自己相信的方式，
為心愛的親人盡一分心力。
——ICU醫生陳志金（阿金醫師）

手寫文字／金太座 ・視覺設計／ Hua：出品／原水文化

郵票黏貼處

與自己在乎的人在一起，
就是最值得珍惜的事。
——ICU醫生陳志金（阿金醫師）

手寫文字／金太座 ・視覺設計／ Hua：出品／原水文化